吴升平
滑蓉蓉 ◎编著

JIANGXUEYA
DE
ZHIHUI

高血压健康生活全程指导

降血压的智慧

中国妇女出版社

图书在版编目（CIP）数据

降血压的智慧／吴升平，滑蓉蓉编著．—北京：中国妇女出版社，2010.4

ISBN 978-7-80203-938-4

Ⅰ.①降…　Ⅱ.①吴…②滑…　Ⅲ.①高血压—防治
Ⅳ.①R544.1

中国版本图书馆 CIP 数据核字（2010）第 057852 号

降血压的智慧

编　　著：吴升平　滑蓉蓉
责任编辑：乔彩芬
责任印制：王卫东
出　　版：中国妇女出版社出版发行
地　　址：北京东城区史家胡同甲 24 号　　邮政编码：100010
电　　话：(010) 65133160（发行部）　　65133161（邮购）
网　　址：www.womenbooks.com.cn
经　　销：各地新华书店
印　　刷：北京忠信诚胶印厂
开　　本：160×230　1/16
印　　张：14
字　　数：150 千字
版　　次：2010 年 5 月第 1 版
印　　次：2010 年 5 月第 1 次
书　　号：ISBN 978-7-80203-938-4
定　　价：23.80 元

前 言 Preface

高血压曾形象地被比喻为人类的隐形杀手，它严重威胁人类的生命和健康。据临床统计，目前我国的高血压患者已近2亿之众，这一庞大的患病人群因高血压的困扰不得不反复求医问药，在很大程度上降低了生命的质量。其实，高血压是可防可治的慢性疾病，与不良生活方式密切相关，如果能运用科学的方法有效地控制血压水平，即可降低心、脑、肾等疾病的患病风险，避免功能性的损害，提高健康水平。临床研究证实，收缩压每下降10mmHg，患冠心病的风险就可下降30%，脑卒中的死亡风险可下降40%。

令人痛心的是，我国居民对于高血压的知晓率、控制率仅为20%~30%，而脑卒中的致残率却高达70%。高血压如此横行，给社会及家庭造成的经济损失和精神负担是令人触目惊心的。作为临床医生，笔者根据数十年的临床经验和科研成果，愿以微薄之力，从控制高血压的实用性、可操作性方面入手，力图用通俗的语言介绍控制血压的理念、方法和措施，为高血压的非药物治疗提供科学的、可行的行为指导。

高血压的预防与治疗需要医生、患者、家庭、社会多方面的参与和配合。作为系统工程，药物治疗固然是不可或缺的重要组成部分，但患者的自我保健，尤其是通过有效的非药物手段控制血压更是现阶段每一位高血压患者所应该掌握的基本技能。书中介绍的方法经过临床检验，读者可以根据自身情况酌情进行选择，找到最适合自己的降压良方。

限于时间和水平，疏漏在所难免，欢迎读者和同道批评指正。

作　者

2010年4月

目 录 Contents

测量血压有学问

选对适合自己的降压药

戒烟、限酒、控制体重很重要

运动降压有良方

试试物理降压法

放松疗法在身边

自然疗法很方便

给高血压患者的几个建议

附录

测量血压有学问

袖带充气式血压计是意大利人 1896 年发明的，1905 年俄罗斯生理学家又提出了血压听诊的柯氏音，根据听诊的 5 个音律，来判断收缩压和舒张压（俗称高压和低压）。医学上通常用“收缩压/舒张压”来记录血压值，并以毫米汞柱（mmHg）作为计量单位。人体正常血压和高血压之间没有一个截然划分的界限，临床上使用的标准都是人为制定的指标，其标准为：非同日 2 次以上测得收缩压≥140mmHg 和（或）舒张压≥90mmHg，就可以诊断为高血压。

※ 血压是否高不能靠感觉

有这样一位患者，平时自己并未感觉到有什么明显的不舒服，只是在体检时发现患有“脑动脉硬化症”，一查血压才发现血压值高达 160/100mmHg。患者却始终觉得自己没有头晕等症状。患者不能理解，认为自己不可能患有高血压。其实在临床上会遇到很多这样的病例，甚至有的病人收缩压可以达到 180 ~ 200mmHg，也不会感觉出任何不适。事实上，此时高血压状态已经对机体的各个系统，尤其是血管系统造成了不可逆转的损伤。因此判断高血压的标准应该以实际测量血压数值为准，不能单凭感觉判定。

随着高血压患者数量的增加，家庭血压测量的需求也日益增大，但是在日常生活中，我们如何才能得知自己准确的血压值呢?

※ 怎样解决家用血压计出现的问题

家庭中常用的血压计有水银柱式血压计、电子血压计和气压表式血压计三种，其中各自的优、缺点分述如下。

1. 水银柱式血压计

水银柱式血压计结构合理，牢固可靠，读数精确，刻度清晰，容易判读，在使用过程中具有良好的稳定性及使用寿命长等优点，是目前医疗单位普遍使用的血压测量器械。要想得到准确和可靠的血压值，最好选用水银柱式血压计。但其缺点是较重，携带不方便，且要借助听诊器，对于听力不良者不方便使用。更为重要的是，水银柱式血压计的使用，一般要求测量者必须经过专业培训，非专业人员在使用中会遇到一定的困难。

2. 电子血压计

电子血压计外观轻巧，携带方便，操作简便，显示出来的数值清晰易读，心率和血压的测量可以同时完成，并且一般不需要太多的专业保养，比较适合普通家庭使用。电子血压计按测量部位来划分，可分为手腕式和手臂式；按测量方式来划分，可分为全自动式与半自动式。

电子血压计测得的血压值准确性如何呢？

腕式电子血压计所测得的数值是腕动脉的脉搏压力值。由于手臂与手腕离心脏的距离不等，而且血管壁的厚度不一样，所以腕式电子血压计和水银柱式血压计测量出的结果会有差异。对于大多数中老年人来讲，特别是那些血液黏稠度较高、微循环不畅的患者，用腕式电子血压计与用水银柱式血压计测得的结果，经常会有 10mmHg 左右的差异。

至于目前市场上销售的“指套式血压计”和“手表式血压计”，严格来讲，只能称为“指端脉搏压力计”，因为其测量方式与水银柱式血压计不同，决定了其所测得的“血压”只是指端脉搏压力值，与真实血压值之间存在一定差距。因而决定了此类血压计是非医疗用品，只能供健康人监测使用。

此外，电子血压计在反应机体微小血管的压力方面不够准确，因此在某些人群中不宜用它来判断血压值，如脉搏很弱的人、血压过低者、恶性高血压患者及大出血患者等紧急情况，均不宜使用电子血压计测定血压值。

电子血压计虽然操作简单，但容易受周围噪声、袖带移动及摩擦等因素的影响，所测得的血压值与实际血压值之间有误差。因此，必须经常与水银柱式血压计进行校准（一般每 6 个月至少校准一次），同时在测量血压时，被测者应取坐姿，先保持 5 ~ 10 分钟的安静状态后再进行测量，尽量不要说话，不要移动手臂、（手腕）或身体，臂带（腕带）应与心脏保持在同一高度，需要连续测量时，应松开臂带（腕带）使手臂（手腕）休息 3 分钟左右后再进行测量，这样才可以得到比较准确的血压值。

3. 气压表式血压计

气压表式血压计是家庭可用的另一种血压计，又称无液测压计，形状如钟表，是用表头的机械动作来表示血压数值的。这种血压计的其余部分与水银柱式血压计基本相同，但其准确度不如水银柱式血压计。一般每隔 6 个月应与水银柱式血压计校准一次，而且维修较困难，所以一般不推荐家居使用。

4. 水银柱式血压计常见问题及处理方法

常见问题 1：水银柱断线或翻泡

在测量血压给予充气加压时，血压计有时会出现水银柱断线或翻泡的现象，主要原因是储汞瓶中水银量过少或储汞瓶封口处有空隙。

处理方法：将水银柱归零，反复加压几次排出空气，增加水银量，密封封口或更换储汞瓶。

常见问题 2：水银泄漏

水银泄漏也是水银柱式血压计常见故障之一，其产生原因多为储汞瓶破裂或储汞阀损坏，或者示值管上下端垫片损坏及接触不良。

处理方法：首先停止使用以免水银外泄，然后针对故障产生的原因进行修理，如更换储汞瓶或储汞阀，更换损坏的垫片或更换新的内径与原管相同的示值管。

常见问题 3：水银柱无法归零

引起零位失准的原因：水银量过多或过少；储汞瓶盖透气性

差无法形成推动水银的动力；水银或储汞瓶太脏影响到水银流动；储汞瓶通道不畅通。

处理方法：调节水银量，让零位回归对准“0”刻度；用针在储汞瓶盖上扎穿几个小孔改善透气性；过滤清洁水银，清洗或更换储汞瓶。

常见问题4：水银柱反应灵敏度差

水银柱反应灵敏度差的主要原因：水银氧化生成氧化汞而污染了管壁，阻碍了水银柱的正常升降，或示值管上端的通气孔出现了堵塞。

处理方法：反复过滤水银，清除氧化汞；清洗示值管；保持通气孔的畅通。

常见问题5：出现漏气现象

血压计中各部位一旦出现漏气即会造成血压示值的不稳定、不准确。其一般原因有：橡皮球、橡胶管、臂带老化或受损而出现裂纹和裂缝；气阀的磨损等原因而导致接触面的不严密，气阀与橡皮球装配不合适；橡胶管有脏物或裂缝等。

处理的方法：更换漏气的橡皮球、橡胶管或臂带；调节或更换气阀，改善接触状况；将气阀与橡皮球配套使用；清除橡胶管开缝处脏物或及时更换。

※ 怎样测量血压才准确

1. 基本方法要正确

选择符合计量标准的血压计很重要，尽可能使用水银柱式血压计或者经国际标准检验合格的电子血压计进行测量。如果使用气压表式血压计，应在测量血压开始和结束后检查指针是否能回归零位，避免一些杂物影响指针的准确性，并且每6个月对气压表式血压计进行校准一次。

（1）适宜的气囊袖带

不同的人群应使用大小合适的袖带，袖带的气囊应能环绕成年人上臂的80%和小孩上臂的100%，宽度应覆盖上臂的40%。大多数成年人的臂围为25～35厘米，应使用长35厘米、宽12～13厘米规格的气囊袖带；对于肥胖者或臂围较大者应使用大规格袖带。

（2）选择安静温暖的房间

测量血压时应在安静、温暖的房间内进行，并向患者介绍测量血压的方法，以减少患者的焦虑和紧张情绪。

（3）被测试者的体位

被测量者取坐位，裸露右上臂，上臂与心脏处在同一水平线上；测量者应将袖带紧缚在被测者的上臂，袖带的下缘应在肘窝上2.5厘米处，将听诊器头置于肱动脉搏动处。

（4）对气囊压力的要求

测量血压时快速充气，使气囊内压力达到脉搏消失后，再升高至30mmHg（4.0kPa），然后以恒定的速度（2～6mmHg/秒）缓慢放气。对于心率缓慢者，放气速度应更加缓慢些，以获得准确的舒张压读数，然后再快速放气至零位。

（5）血压测量中的听诊要求

在放气过程中仔细听取柯氏音，注意柯氏音第Ⅰ时相（第一音）和第 V 时相（消失音）。第 I 时相显示的是收缩压的数值，第 V 时相显示的是舒张压的数值。对于 12 岁以下儿童、妊娠妇女、严重贫血、甲状腺功能亢进、主动脉瓣关闭不全及柯氏音不消失等患者，可以取柯氏音第 IV 时相（变音）作为舒张压的数值。

（6）正确读取血压值

测量血压时，测量者的目光应平行对准水银柱式血压计的中部或无液面血压计的表盘，这种情况下看到的血压值是比较准确的。血压单位在临床使用中常采用毫米汞柱（ mmHg ），在我国正式出版物中注明毫米汞柱与千帕斯卡（ kPa ）的换算关系为 1mmHg = 0. 133kPa。第一次测出血压值后相隔 1 ~ 2 分钟再重复测量一次，取 2 次读数的平均值。如果收缩压或舒张压的 2 次读数相差 5mmHg 以上，应再次测量，取 3 次读数的平均值。一般家庭自测血压会低于诊所或者医院所测得的血压，因此如果家庭自测血压是 135/85mmHg ，那么它就相当于诊所（医院）测得的 140/90mmHg。

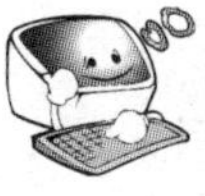

相关知识链接

高血压水平的定义和分级

血压水平的定义和分级

级别	收缩压（mmHg）	舒张压（mmHg）
正常血压	<120	<80

级别	收缩压（mmHg）	舒张压（mmHg）
正常高值	120～139	80～89
高血压	≥140	≥90
1级高血压（轻度）	140～159	90～99
2级高血压（中度）	160～179	100～109
3级高血压（重度）	≥180	≥110
单纯收缩期高血压	≥140	<90

若患者的收缩压与舒张压分属不同的级别时，则以较高的分级为准。单纯收缩期高血压也可按照收缩压水平分为1级、2级、3级。

2. 掌握血压值的波动规律

一般情况下人的血压是有波动性的，每天早上6～10点和下午4～8点会出现两个血压高峰值，夜间1～2点血压值会降到最低，如果血压波动规律发生改变或者单项血压值升高都不利于身体健康。在家庭中测量血压应该注意这样几点：①血压日间值和高峰值间会有5～20mmHg的波动。②如果目的是确诊是否患有高血压，那么测量的时间不应该固定，每天应在不同的时间段进行多次测量。③如果测量血压的目的是检验药物的降压效果，则应该在每天的同一时间测量血压并做好记录，以便提供给医生做参考。④当测量到的血压值≥140/90mmHg时，应该去医院就诊，由专科医师进行诊断。

3. 了解影响血压的相关因素

（1）被测量者因素

被测量者在测量血压前30分钟内应尽量保证没有饱餐、吸烟、饮用咖啡；并排空膀胱尿液，解除血压测量中的恐惧与焦虑。在测量血压时，应该避免交谈，尽量放松躯体取坐位，双下肢不要交叉，并裸露右上臂，上臂与心脏应在同一水平线上。

(2) 测量者因素

测量者标准操作和准确读取血压值是测量血压的关键。首先测量者需经过专业培训并规范操作，包括摆正被测量者的体位，选择合适的袖带和适当的束缚位置，听诊并正确读取和记录血压值。在实际操作中，连续多次测量得到的血压值往往并不完全一致，因此每次至少要测量2次，中间要间隔3分钟，使被测量者的血压恢复到正常状态。如果2次测量到的血压值相差>5mmHg，应再测量1～2次，然后取2次测量的平均值来代表血压。

(3) 季节因素的影响

春秋转换季节时气候多变，血压也会出现较多的波动，因此春秋季血压测量次数应适当增加，尤其是出现头晕等症状时。夏季由于周身血管扩张，血压会有所降低，但是高血压病患者并不能因此忽视血压的测量，甚至自行停止服用降压药物。冬季外界环境寒冷，室内外温差较大，这些对机体血管功能有较为明显的影响，因此血压值会出现偏高的现象，及时增加血压测量频率是十分必要的。

(4) 室内环境因素的影响

室内要有明亮的光线，以便能够清楚地看准血压计上面的读数，同时室温不宜过冷或过热。理想的室内温度应保持在21℃左右。此外，噪声会影响血压测量的精确性，所以要求室内环境尽量保持安静，以确保听到可靠的动脉音。

※ 特殊人群怎样测量血压

1. 哪些孩子需要测量血压

医学研究证实，儿童及青少年高血压与成人高血压的发生和严重程度密切相关，通过儿童和青少年人群的血压值可以预测成年以后其发生原发性高血压的危险性有多高。

美国国家高血压教育项目儿童青少年工作组建议，3 岁以上儿童每次就诊过程中至少测量 1 次血压。3 岁以下儿童在下列情况下应该经常测量血压：

①既往有早产、低出生体重或者其他新生儿期需重症监护疾病的病史；

②患有先天性心脏病（术前或者术后）；

③反复泌尿道感染，血尿或者蛋白尿；

④合并已知的肾脏疾病或者泌尿道畸形；

⑤有先天性肾脏疾病的家族史；

⑥实体器官移植；

⑦恶性病或者骨髓移植；

⑧应用对血压有影响的药物进行治疗；

⑨其他伴随高血压的全身疾病（如神经纤维瘤、结节性硬化等）；

⑩颅内压增高。另外，身高不增长、肥胖、发育不良及慢性

中毒的儿童及青少年，均应加强血压监测。

（1）身高不增需要测量血压

孩子不长高，很多家长首先想到的是营养问题或是机体生长素缺乏。其实除先天性的或后天性的肾脏疾病外，当肾脏损害至一定程度后更多地表现为高血压。此外如果孩子消瘦、矮小、有高血压症状，极有可能是嗜铬细胞瘤，这些孩子除了发作性血压骤升和肢体的抽搐外，还常伴有多汗、面色苍白、心跳加快等症状，其突出的一点是血压骤升十分明显。与消瘦相反，部分肥胖而矮的儿童还应警惕内分泌疾病——肾上腺皮质增生，这时孩子的体重呈进行性加重，面色绯红、汗毛增多且黑而长，尤其是额部和背部更为突出，在体重增加的同时，身高增长却变得缓慢甚至不增长，血压升高较为明显，这样的患儿应该及时就医，否则会失去治疗的最佳时机。

（2）肥胖儿童要经常测量血压

当今肥胖儿越来越多。国内外大量临床资料表明，肥胖儿的血压值如果处于同龄儿童正常血压范围的上限，其升高程度是随肥胖度及年龄的增长而增加的。有资料还显示，中、重度肥胖儿童中有 15% 的人血脂高，26% 的人餐后 2 小时血糖会升高。

（3）性发育异常儿童应及时测量血压

无论是男孩还是女孩，性发育异常者，如 14 岁后仍无乳房发育及月经初潮，体检时均发现有明显的血压升高，要寻找病因对症进行治疗。

（4）慢性中毒儿童需要测量血压

慢性中毒引起的高血压多见于慢性汞中毒、铅中毒和维生素

D中毒。随着工业和交通事业的发展，生活中儿童接触铅的机会较以往增加了很多：一是汽车废气对环境的污染；二是品种繁多的金属罐装饮料。金属罐的合金原料中大多含有铅，导致饮料也不同程度地受到铅的污染。维生素D中毒是一个慢性过程，摄入了过多的含维生素D制品（如注射维生素D或口服鱼肝油过量）可引起肾钙化，甚至会导致其他脏器和大血管的钙化，肾钙化者就会出现高血压升高的症状。

儿童及青少年血压测量要点：

①要使用适合于儿童及青少年的袖带，不宜直接使用成人规格的袖带进行测量。袖带的气囊应能100%包缚住儿童的上臂。

②儿童及青少年活动量大，交感神经兴奋性强，心率及血压的波动性较大，因此测量血压一定要在安静温暖的室内进行，这样才能得到更准确的血压值。

2. 老年人测量血压应注意哪些问题

60岁以上超过高血压诊断标准范围的老年人就是老年人高血压。由于老年人生理机能减退，导致大动脉弹性减退，使其外周阻力增加，所以老年人高血压常表现为收缩期血压增高，而舒张压相对较低。以往人们认为舒张压增高比收缩压增高危险性大，而且临床上也常把收缩压升高看成是一种由于人体的自然衰老、血管弹性自然减退所致的一种良性过程。在众多的老年人中还存在着一些误区，如认为收缩压是随着年龄的增长而升高，或者认为60岁以上者血压大于160mmHg是正常的。这些认识和看法都是不正确的。近年来大量的流行病学研究资料显示，老年高血压患者收缩压越高，心脑血管系统并发症就越多，死亡率也越高，特别是导致脑卒中发作者更为多见。因此，老年人收缩压增高者，应该及时进行有效的治疗。

老年人血压测量的要诀：

①由于老年人收缩期血压波动性大，机体植物神经协调能力差，因此多表现为睡眠期间血压数值降低明显。老年人应加强午间和睡眠前的血压监测，以了解自身血压值的变化情况，尽量不要同时服用多品种或大剂量的降压药，避免使血压降得过低。

②老年人应养成在家中经常测量血压的习惯，这样不仅可以对血压的日间和晚间有个连续和完整的了解，同时也可以避免因外出测量血压可能发生的诸多不安全因素。

③由于老年人常多种病症并存，服用药物的种类较多，所以及时了解自身的血压水准，对于合理应用和减少药物的剂量、避免多种药物合用可能出现的不良反应是十分重要的。

3. 孕妇怎样测血压

妊娠期高血压疾病（简称妊高征），是妊娠期女性特有而常见的疾病。发生妊娠期高血压疾病的患者，可以是既往有高血压病史的患者，也可以是未曾被诊断过有高血压的正常人群，因此，妊娠女性对于该病应高度重视。妊娠期高血压疾病是以高血压、水肿、蛋白尿为主要症状，严重者可发生抽搐、昏迷、心肾功能衰竭、母子死亡，其表现症状是全身水肿、恶心、呕吐、头痛、视力模糊、上腹部疼痛、血小板减少、凝血功能障碍、胎儿生长迟滞以至于胎死腹中。妊娠期高血压疾病按其严重程度可分为轻度、中度和重度，重度妊娠期高血压疾病又被称为先兆子痫和子痫。

避免妊娠期高血压疾病的发生，关键在于早期预防，孕前检查是预防子痫前期的第一道防线，目的在于尽早发现高风险的人群。以下人群是子痫前期的易患者，即初孕妇女，尤其是年龄小于20岁或大于40岁者；双胎、多胎的孕妇；有高血压易感因素、遗传因素的女性；有血管性疾病、肾病及糖脂代谢异常的女性；超重或营养不良的女性。此外，曾有重度子痫前期、不明原因胎死宫内或胎盘障碍、胎儿生长受限病史以及有抗磷脂综合征的女性，再次妊娠也属于高危人群之列。总之，有上述任何一种情况的女性，孕前应尽早向产科医生咨询。一旦被确诊为子痫前期，通常需选择安全有效的抗高血压药物。若病情严重，则应立即终止妊娠。

妊娠期高血压疾病的血压监测：

①高血压患者妊娠期间应该加强对血压的监测，同时选择有平稳降压且对胎儿无明显影响的降压药物（如钙拮抗剂二氢吡啶）。

②定期接受围产期胎儿检查，仔细辨别随着胎儿的生长，孕妇生理性血压升高与变化和妊娠高血压的征象的区别，以便做到早期预防与及时治疗。

4. 什么是“白大衣”高血压

“白大衣”高血压是指在医疗单位测量血压值较高，一旦脱离医疗环境后，再次测量血压又变为正常的一种现象。确诊“白大衣”高血压，最好采用动态血压监测。如果“白大衣”高血压一旦出现，其血压值可以比平时高出30mmHg左右，这样的人群一般多在医院急诊科就诊时被发现。

“白大衣”高血压可以在血压正常者和高血压患者人群中发

生，其血压值升高与降低时峰值变化很大。其原因主要是由于患者紧张和焦虑的情绪所致，因此在青少年和交感神经敏感型人群中更易发生“白大衣”高血压，甚至部分妊娠妇女也可以发生。

“白大衣”高血压的产生多是由于患者对医院环境感觉到陌生和恐惧，这些人平时血压基本正常，只是一到医院由医生测量血压，在紧张的情绪和医院的特殊环境影响下，血压就会“变”高了。他们大部分人心理较敏感，习惯多虑，因而血压极易波动。我们常见到在大型就职面试的体检中，常会出现血压明显的波动现象，其中往往与现场的环境气氛密切相关。例如，小张有一重要的升迁机会，在就职面试前需提交常规体检报告。当他来到医院体检时，既想体检结果正常，顺利通过面试，又害怕医生给出某种疾病的诊断，因此在进行血压测量时，不由自主地心跳加速、紧张冒汗，测得血压值 160/90mmHg。医生在仔细询问病史后，建议他回家休息一段时间，待情绪稳定后再测量血压。小张回去后，前思后想，百思不得其解，辗转找到一位当医生的朋友，请他再次为自己测量血压，结果发现血压值 130/80mmHg，并没有明显的异常。

“白大衣”高血压不宜作为诊断和治疗高血压的标准。在进行降压治疗前，尤其是给予降压药时，“白大衣”高血压的数值不是参考用药的标准。此外，“白大衣”高血压如果没有任何明确的临床指征，医院所测得的血压值与在家自我测量或动态监测血压所获得的血压值又存在很大差异时，在进行高血压药物治疗之前，应先进行 24 小时动态血压监测，以排除“白大衣”高血压的可能，这样才好有针对性地采用相关的药物进行对症治疗。

5. 怎样辨别颈椎病性高血压

一位长期患有高血压的病人，舒张压达110mmHg，尽管不间断地服用降压药，但效果仍然不明显，后经进一步检查，终于明确了血压升高的原因是颈椎骨刺增生压迫血管引起，被确诊为颈椎病性高血压。此类型高血压是由于颈椎劳损、骨质增生、退行性病变造成椎体不稳而导致血压升高、心率失常。临床研究发现，在高血压人群中约有30%高血压患者与颈椎病有关。颈椎病与高血压关系十分密切。因此对于部分长期针对性治疗效果不好，降压药作用不突出的高血压患者，应高度警惕高血压病的发生，其根源可能是颈椎病所致。

颈椎病性高血压有如下特点：

（1）血压升高和降低与颈椎疾病的发作是同步的，当病人出现颈后部疼痛、头痛或头晕等颈椎病症状时血压就会升高，头颈部症状缓解后血压亦随之下降。这一特点在发病早期尤为明显，随着病程的延长，此种现象逐步减弱和不突出。这与周围神经的敏感性降低有关。

（2）在高血压病发生之前，患者在相当长的时间内会出现低血压或血压波动的情况，常出现头痛、头晕、记忆力减弱、全身无力等症状。

（3）服用降压药效果不理想，而针对颈椎病的治疗却效果显著。同时，随颈椎病的治疗进程，症状明显改善或消失，血压基本趋于稳定。

（4）患有颈椎颈髓疾病时，病人的偏头痛会与高血压的其他症状同时出现，其致病因素大多数是由于颈部环枢关节半脱位或失稳。此类病人经手法治疗后血压可逐渐趋于稳定。

（5）如果进行 24 小时动态血压观察，病人的血压在牵引、手法治疗颈椎病后，血压可下降 20 ~ 30mmHg，治疗一旦停止，血压又会有所升高，与颈椎骨性病变有关。

（6）高血压与椎体不稳或脱位程度有关。即椎体脱位越严重血压就越高，但与骨质增生的程度却不一定完全一致。因为骨质增生或前纵韧带骨化在某种程度上增强了脊柱的稳定性，从而减少了机体增生物对局部神经血管的影响。

如果出现了高血压症状，药物治疗效果不理想，家庭中又没有高血压家族史，症状发作有类似颈椎病的特点，患者不妨先检查颈椎，做 X 片或颈椎 CT 片，以排除颈椎病性高血压的可能，避免误诊和误治。对颈椎病性高血压，临床上常采取综合治疗的方法。首先要坚持对颈椎病进行治疗，日常生活中注意头颈部的姿势、低枕睡眠、注意休息与制动相结合，预防颈椎组织部位的劳损，还可进行药物辅助治疗及颌枕袋牵引等治疗，以减轻和缓解颈部神经脊髓、交感神经节及椎动脉的压迫与刺激。颈椎颈髓疾病出现偏头痛伴高血压者，大多数与颈部环枢关节半脱位或失稳有关，所以要在不放弃血压监测的同时，宜采取药物与非药物的治疗方法并用，如采用低盐饮食、适量运动等，以获得事半功倍的效果。需要指出的是，不正确的治疗方法和颈部过度活动，可以使椎间盘负重增加，如民间流行的“米”字操及“凤”尾操，用力摇动头部，虽然会使颈部肌肉群略有松弛，让患者感到一时性的舒服，但却极易造成颈椎动脉缺血改变以及周围组织局部创伤与劳损。

颈椎病不一定都会有高血压性的表现。根据颈椎及周围组织的变性、增生变化不同，颈椎病大致可以分为神经根型、脊髓型、椎动脉型及交感神经型，各类型之间还可出现交叉混合型发作。应该提示人们注意的是，在患有高血压病的同时，千万不要认为高血压非常多见而疏忽了寻找继发性高血压的原因，也不可忽视对原发性高血压进行积极的长期的有效治疗，尤其是中老年人群当中两种疾病同时存在时，是先患有颈椎病 ，还是先患有高血压 ，在临床上往往难以区别，因此在治疗时要两种病症同时考虑，不要顾此失彼而延误了治疗。

※ 血压监测对诊断哪些疾病有作用

1. 偶然测得的血压有用吗

在没有做任何准备的情况下测得的血压值均可称之为偶然测得血压，它与在特定条件下，即受试者清晨刚清醒而未起床时所测得的血压值是有差别的。偶然测得的血压其意义在于：

①临床上相当一部分患者都是在偶然测血压时才发现自己血压升高，引起医生对患者血压问题的关注和追踪后，明确做出患有高血压的诊断。

②反复进行偶然性的血压监测而取其平均值，可以预测心脑血管疾病的患病风险。在常规体检检测血压时，约有 60% 的人员被发现血压不正常，并在其后日常追踪中被确诊为高血压患者。

2. 为什么要进行 24 小时血压监测

24 小时血压监测是一项动态记录患者血压的技术，如果使用得当，可以大大降低测量时间、记录次数和其他活动因素对于患者血压值的影响，能更加准确地反映出机体血压的动态变化。

（1）血压监测有诊断价值

在日常生活中人的血压是经常发生变化的，血压的水平决定了疾病风险的高与低。24 小时血压监测为医生提供了患者大部分时间的血压水准，有利于判定被测量者是否患有高血压病及高血压的严重程度。

（2）根据血压监测的结果可以判断器官受损害的程度

24 小时血压监测反映出的是平均血压水平，它能更准确地显示出机体器官的损害程度。医生可以根据 24 小时血压监测的数值及心脑血管疾病危险因素，筛选出高血压病患者，明确器官损害的程度，提出进一步的治疗方案。

（3）血压监测可以反映治疗效果

24 小时血压监测所得到的血压值，可以更好地反映出被测量者的平均血压水平，通过血压值的变化，评价降压治疗的效果。

3. 怎样看待家庭与医院测量血压的差异性

目前，高血压患者和老年人在家中自测血压或由亲属帮助测量血压的人越来越多，相当一部分人还经过培训，绝大多数人测量血压的方法是正确的。在医院测量血压，大多数情况下有医务人员在场，还有周围病痛患者不良情绪的影响，常能引起患者血压反应性地升高以及心率的加快，在这种情况下测得的血压并不是患者真正的血压水平。在家中测量血压避免了某些特殊环境中的紧张、劳累、不适体位等因素的影响，因此在家中自测的血压值很可能与医疗单位所测的血压值不一样。一般情况下，家庭自测的血压值更为客观和真实，能更真实地反映出患者的血压水平，更方便地排除或确定高血压病患者，有利于更合理地调整降压药物，或有针对性地采取非药物治疗方法。

4. 脉压差可以窥病症

脉压差就是收缩压与舒张压的差值。正常成年人在休息状态下脉压差介于 30～40mmHg，小于 30mmHg 或大于 40mmHg 均属不正常。研究发现，脉压差异常者心血管意外的发生率要比脉压差正常者高出很多。我们平时在测量血压时，一般人都认为收缩压和舒张压均在正常范围内，血压便是正常的。殊不知，脉压差也是一项观测疾病特别重要的指标，很多病症都可表现出脉压差的异常。

那么，哪些情况下患者会出现脉压差增高的情况呢？

（1）主动脉瓣关闭不全

主动脉瓣关闭不全多数由风湿病引起，可伴有其他心脏瓣膜损害，如二尖瓣病变等。患者可从青年时期即开始发病，病情持续数年至数十年，呈逐渐加重的趋势。由于主动脉瓣关闭不全，舒张期的血液可由主动脉倒流回心脏，造成舒张压减少，脉压差增大。

（2）甲状腺功能亢进

甲状腺功能亢进的患者由于代谢增快，血液呈高动力循环状态，所以脉压差也会增高，主要表现为收缩压的升高。患者还可表现出高度兴奋和精力充沛，化验结果显示 T3、T4 均升高。

(3) 维生素 B_1 缺乏症

如果人体缺乏维生素 B_1，其糖的代谢就会受阻，导致乳酸和丙酮酸堆积，小血管扩张，周围血管阻力降低，脉压差随之增加，患者还会出现周围神经炎的症状。

(4) 动脉导管未闭

这种情况一般为先天动脉压力高于肺动脉，维持舒张压的血液进入肺动脉，使舒张压降低，脉压差增大。该类患者多为小儿或年轻患者，彩色多普勒超声检查可以帮助确诊。

(5) 动、静脉“短路”

动、静脉“短路”多数由外伤或手术引起，由于舒张期大动脉的血液进入了静脉，导致舒张压降低，脉压差增大。

(6) 严重贫血

由于血红蛋白含量减少，为了满足机体对氧气和营养物质的需求，心脏血流速度加快，心脏搏出量加大，导致收缩压明显增加，舒张压却变化不大，使得脉压差增加。

除了脉压差增大，还有脉压减小的情况。哪些因素会使脉压差减小呢？

(1) 主动脉狭窄

当主动脉狭窄时，收缩压明显减低。为了维持血压，周围血管就会进行代偿性的收缩，舒张压相对升高，脉压差就会减小。

(2) 心力衰竭

各种原因（如心肌炎、克山病和急性心肌梗死等）造成的心肌收缩功能减退，会导致心肌收缩无力，收缩压降低，而舒张压降低的幅度却比较小，所以脉压差也会减小。

(3) 缩窄性心包炎或心包积液

缩窄性心包炎或心包积液能导致流回心脏的血量减少，使心脏不能正常充盈，搏出的血量随之减少，这样收缩压降低的幅度大于舒张压，所以脉压差就会减小。

(4) 休克

人体处于休克状态后，其有效循环血量不足，心脏搏出量减少，收缩压必然降低。在休克早期，周围血管过度收缩，收缩压和舒张压脉压差呈现出大幅度的减小；而在休克晚期，收缩压和舒张压的脉压差减小相对较弱。

(5) 体外循环

在体外循环过程中，血流由搏动性变为非搏动性，使由心脏搏动引发的大动脉搏动回弹力量减弱，所以脉压差也会减小。

此外，脉压减小还可见于严重的心律失常、黏液性水肿以及肾上腺皮质功能减退等患者。所以，测量血压时千万别忽视了脉压差。

5. 坐位与卧位测量血压有区别吗

如果我们对坐位和卧位所测得的血压值进行比较，可以早期发现不同的患病人群。一般情况下，健康人双上肢的血压差值为5～10mmHg，上、下肢的血压差值为10～20mmHg。先天性动脉狭窄、动脉炎等病患者，上肢血压值往往偏高，而下肢血压值偏低或者根本测不出来，也会有双上肢血压差值增大的情况。如果双上肢血压差值超过 20mmHg，并伴有单侧脉搏不容易测量的情况，可能是锁骨下动脉狭窄，或者是锁骨下动脉盗血综合征的临床表现。在特殊情况下，卧位和站立位的血压都应该测量，尤其是老年人、糖尿病及体位性低血压患者，特别应该加测站立位的血压。站立位血压应该在卧位改为站立位后 1 分钟和 5 分钟之间进行。

相关知识链接

体位性低血压

体位性低血压又称直立性虚脱，是由于体位的改变，如从平卧位突然转为直立，或长时间站立发生的脑供血不足引起的低血压。通常认为，站立后收缩压较平卧位时下降 20mmHg 或舒张压下降 10mmHg，即为体位性低血压。

※ 了解高血压易感人群

1. 老年人

随着人口的老龄化，老年性高血压越来越多。所谓老年性高血压是指年龄大于 60 岁者，在未服用任何药物的情况下血压超过正常范围，即收缩压≥140mmHg 和（或）舒张压≥90mmHg。不要简单地认为，老年性高血压是老龄化过程中机体的生理退行性变化。由于老年性高血压患者病程大多数较长而且伴有不同程度的靶器官损害，因此对于老年性高血压的识别与处理更加复杂。

2. 肥胖者

肥胖不仅是体形的改变，也是发生某一些疾病的危险信号。人们常说的“皮带长，寿命短”是有一定道理的。肥胖是由于长期的生活行为习惯使然，大多数肥胖者活动少、应酬多、喜鱼肉、少蔬菜，以至于造成了大腹便便的“富态”状。由于体重的增加，肥胖很可能会导致血压的增高。全国流行病学调查发现，体重与血压两者之间成正比，肥胖者和体重正常者相比，发生高血压的概率大于2～6倍。体重平均每增加4.5千克，收缩压平均升高4.5mmHg。因此对于肥胖者来讲，应该控制体重，适量运动，这是远离高血压的必要而有效的措施。我国政府官员也曾经提出，公务员的正常体重，腰围应该保持在男性小于90厘米，女性小于80厘米，才有利于身体健康。“皮带长，寿命短”应是肥胖者警钟长鸣的标尺。

3. 嗜好烟酒者

“饭后一支烟，赛过活神仙”、“感情浅、舔一舔；感情深、一口闷”是人们对于香烟情怀的留恋和酒席间的俗语。长期的过度的吸烟与饮酒，是周身血管损害、血压波动的巨大的祸根。《本草纲目》中就曾指出，少饮酒则血行气壮，痛饮则伤神耗血、损肾亡精、生痰动火。众多研究证实，吸烟有百害而无一利，导致高血压、心脑血管疾病的悲惨事件比比皆是，因此我们说高血压患者戒烟酒可起到药物难以达到的效果。因此，戒烟酒与降压药物并举才是平稳控制血压的有效的方法与措施。

4. 生活在噪声环境中的人

噪声被人们认为是引起听力丧失的原因之一。事实上，随着现代社会的发展，噪声已经远远超过了以往确定的标准与范围，超过了听力能够承受的正常范围，给人造成的是情绪的压力、心血管不健康、睡眠质量的不佳。我国对城市噪声与居民健康的调查结果显示：一个地区的噪声每上升 1 分贝，该地区高血压发病率就增加 30%。噪声影响下的大城市、火车站及闹市区的居民，高血压患病率高于较为安静的农村，由此可见，噪声污染导致的血压升高对健康所带来的一系列的后果已经成为当今应引起重视的公共健康问题。因此提倡高血压患者尽可能地回避嘈杂的噪声环境，回归自然，对于改善听力、减轻噪声疲劳、辅助预防和治疗高血压，降低高血压导致心脑血管疾病的发生是大有益处的。

5. 打呼噜的人

打鼾俗称打呼噜，在日常生活中，不管男女老少都曾有过打呼噜的现象。但是事实上，如果打呼噜过于频繁引起睡眠中的窒息，医学上称之为“阻塞性睡眠呼吸暂停低通气综合征”，很可能是某些疾病的信号，如脑出血病人会出现鼾声大作，状似熟睡。研究表明，恶性打呼噜所产生的“阻塞性睡眠呼吸暂停低通气综合征”已经成为高血压和心脑血管疾病的第三大危险原因。睡眠医学专家研究发现，凡体形肥胖、颈短而粗、悬雍垂下垂等体形人员是易发生打呼噜的高危人群，应该引起高度的警觉，应及时进行诊断和治疗。针对高血压患者伴有“阻塞性睡眠呼吸暂停低通气综合征”症状的病人，在睡眠中若能制止打呼噜或减轻打呼噜的频率，这对于血压的控制是十分有利的，可以使原来用降压药难以控制的高血压也变得容易控制与平稳了。轻度高血压患者纠正了打呼噜的症状，在少服药或者不服药的情况下，血压也能得到基本控制。可见针对这一部分病人，防治高血压、制止打呼噜也是一条重要的有效途径。

相关知识链接

阻塞性睡眠呼吸暂停低通气综合征

阻塞性睡眠呼吸暂停低通气综合征是指睡眠状态下周期性地出现口、鼻氧流停止达10秒以上，每晚7小时的睡眠中呼吸暂停及（或）呼吸变浅>30次，平均每小时呼吸暂停或变浅>5次，同时血氧饱和度明显下降（≥40%）。高血压患者有30%合并此病。阻塞性睡眠呼吸暂停低通气综合征可以分为阻塞型、混合型及中枢型3种。由于呼吸道被阻塞60%~80%，所以夜间血压至少上升20~30mmHg，收缩压比舒张压上升更明显。多见于中年超重者，男性多于女性。

6. A型性格者

现代医学和心理学根据人的心理素质和性格特征，将人的性格分为A、B、C三种类型。A型性格多表现为个性强、易急躁，是争强好胜的人，一般说话声音洪亮、走路急促，常有时间紧迫感，具有强烈的竞争意识，但往往人际交往存在一定不足，容易动辄发火。B 型性格者多表现为温和平静、从容不迫、与人为善，一般生活张弛有度，能较好地适应周围环境。C 型性格人多内向、缄默，对事业和人际沟通易焦虑，不善与人交往，对自己过分忍耐，长期易处于抑郁状态。

性格决定命运，性格也跟生理和人格特征以及所患疾病有着密不可分的联系。由于原发性高血压是生物因素与社会心理因素综合所致的疾病，因此不同的性格特征在导致高血压的发病上是有差别的。调查表明，具有 A 型性格的人由于行为急迫，易产生心跳加速、血压升高的情况，长期不良的应激反应会使大脑皮层和丘脑下部兴奋性增高，血管紧张素类物质分泌增多，血管收缩痉挛，血压升高，并长期处于高水平状态，是诱发冠心病的明确的危险因素，也是易造成高血压的高危人群。因此对于 A 型性格的人群，我们需要的是以平和的心态面对竞争与挑战，奋斗中要保持身体和心理的健康，生活中要有张有弛，才能更加游刃有余地服务于社会。

7. 男人、女人均有更年期

更年期由于内分泌的急剧变化，身体会产生一系列的不适，如面红、大量出汗、皮肤感觉异常、头痛、头晕以及血压升高等，同时常伴有情绪的改变，如脾气火暴、常有不明原因的发火等，而这些情绪的变化又常常促使血压的波动与升高。更年期的变化所导致的高血压的特点是以收缩压升高为主，治疗重点是心理的治疗，药物治疗应该慎重，更多的是从改变周围的环境、增强个人的修养、针对性地用一些调理机体阴阳失衡的中成药或内分泌治疗，逐渐使血压趋于平稳。但也应该引起注意，对于家族中有高血压遗传及多种危险因素并存者，新发高血压不要跟更年期高血压相混淆，以免延误治疗。

选对适合自己的降压药

高血压患病人群中约有90%的人为原发性高血压，即目前为止尚未找到明确病因的高血压患者，另外有5%～10%的患者是由于各种疾病和诱因引起的血压升高，是继发性高血压患者。服用降压药物是治疗原发性高血压和缓解继发性高血压症状的主要措施之一，其目的是降低血压水平，从而降低心脑血管疾病风险。

如何在遵循降压药物治疗原则的前提下，选择安全、简单、可靠、经济，同时适合自身病情特点的降压药物是治疗的关键。目前，随着人们文化水平的提高，健康知识也得到相应的普及与提高，高血压的治疗态势有了明显改善，但是在高血压的药物治疗方面依然存在着不少的误区。下面就患者常见认识误区、降压药物的使用原则以及如何做出个体化的选择等方面的问题叙述如下。

※ 服用降压药容易出现的坏习惯

1. 间断服药

有部分高血压患者不重视高血压病的治疗。有的患者会由于未出现明显的临床症状而自行间断性服药，有的患者当血压升高出现症状时就吃药，而在血压降至正常范围后又自行停止服药，更有甚者在用药后出现头晕、头痛等不适症状时，索性直接停药。其实，这样断断续续地使用降压药，并不能有效平稳地控制血压，反而增加了血压值的波动。血压高就吃药，血压低就停药，反而会提升心脑血管疾病，尤其是脑卒中的患病的风险。

有一位长者患高血压病后，在最初的 2 ~ 3 年内还能够坚持吃药，但是长此以往嫌麻烦，又感觉自己的身体还挺健康，而且近几年间也没有出现什么严重症状，因此放松了对高血压的治疗，经常忽略或忘记服药。有一天，他与几位好友相聚，饭后休闲时聚在一起玩儿麻将，没想到，牌运不错，连连赢牌，极度兴奋之后，他突然感觉头晕眼花，从坐椅上滑到了牌桌下。好友见情况不好，立即呼叫 120 将其送至医院急诊，CT 结果显示“大面积脑出血”。所以医生们常将高血压称之为“无形的杀手”，那位患者的教训值得我们吸取。

2. 恨病多吃药

有的人在得知自己患了高血压病后十分焦虑，到处求医问药，想立即把血压降下来，于是就胡乱用药，常常出现“西药吃后加中药，偏方验方一起上”的局面而不考虑药物的副作用和相互间的不良影响，更有甚者用喝醋喝凉水的方法降压，不但血压未降低，反而影响到了胃肠功能和药物的吸收。选择一种适合自己的降压药物，需要权衡利弊，进行个体化治疗，最大程度地发挥药物降压效果，避免其不良反应。作为一类药物，降压药或多或少都存在着一定的不良反应，如甲基多巴可出现嗜睡、眩晕、腹胀等不良反应，优降宁的不良反应更多，可出现恶心、呕吐、失眠、多梦、定向障碍等，尤其是恶性高血压及肾衰晚期、甲亢及精神病人要忌用；卡托普利可引发咳嗽、皮疹等。药品说明书中提示的不良反应越明确，说明该药对患者更加负责任，切不可误认为该药毒性较大，而不敢选择。因此对于高血压病患者，尽量避免药物的不良反应，选择适合自己的降压药是非常重要的治疗环节。

3. 偏听偏信乱吃药

药物不能乱吃，应在临床医生的指导下合理使用，高血压患者亦然。使用什么样的降压药，怎样使用降压药，都应该在专业医生的指导下。如果盲目听信市售药品的广告或者周围亲戚朋友的推荐介绍，就会陷入用药误区，找不到真正适合自身的降压药。同时不可否认的是，误用降压药不仅不会有效降压，反而会加重病情或者给机体器官组织带来损害。高血压一旦发现和明确诊断后就应到医院就诊，在专科医师的指导下确定适合自己的降压药，市场上常见的降压鞋、降压帽和降压腰带，实际降压疗效并不确切。

4. 放任自流不吃药

高血压的诊断与治疗是以客观检测血压值为标准的，不是以伴有明显的临床症状为指标。在一部分高血压患者中，尤其是早期的高血压患者，自身可能并没有感觉到任何不适。事实表明，无症状性高血压危害不轻，久不服药，可使病情加重，血压升高，导致机体多器官损害直至心脑血管疾患发生。更有一部分患者盲目地坚持“不打针不吃药”，使机体血压长期处于高水平，危害健康。另外，有人坚持认为，“是药三分毒”，药物毕竟是人体之外的东西，不能轻易就吃药。客观地讲，人群中仅有约 7% 的患者可以通过非药物治疗方法控制血压水平，绝大多数患者需要终生服药。因此高血压一经诊断，应该在医生指导之下坚持用药，将血压控制在正常范围。

※ 服用降压药物应遵循什么原则

1. 选择降压药的依据是什么

选用高血压降压药物的依据：

① 用较小有效的剂量获得可能的疗效，将不良反应降至最低，如疗效不满意，可逐步增加剂量以获得最佳疗效。

② 为了有效地防止机体靶器官损害，患者应通过服药将 24 小时内的血压均稳定在目标范围内，这样可以预防夜间较低血压到清晨时血压升高而导致的猝死、卒中或心脏病发作的情况。为达到此目的患者最好服用一天一次给药有持续 24 小时作用的长效药物。

③ 为了提高疗效降低不良反应，当用低剂量单药治疗疗效不满意时，可以采用两种或多种降压药物联合治疗。在临床上，2 级以上的高血压患者常需要联合使用降压药物进行治疗。

2. 选择降压药的原则有哪些

简言之，降压药物的使用应掌握以下 5 个原则：安全，简单，可靠，经济，有益健康：

安全：药物对机体无明显的毒副作用；

简单：服用方法简单，携带方便，尽量选择长效制剂，每日服用次数为 1 ~2 次；

可靠：必须有一定的确实客观的降压效果；

经济：优先选择物美价廉、适合个体支付能力的降压药物；

有益健康：满意地控制血压水平并能改善周身器官损害程度的药品。

※ 药物降压三步曲

1. 单一小剂量用药

高血压患者在刚开始服药时可以选用低剂量的单一药品，如果这样用药血压不能达到理想指标，可以增加剂量至足量或换用低剂量的另一种药物，如仍不能使血压达标，可以将后一种药物用至足量，或改用联合药物治疗。刚开始服药用低剂量单药的优点是可以了解病人对各种药物的疗效和耐受性的反应，但需要时间观察和在医生的指导下进行有效调整。

2. 两种药物联合使用

首选某一种药物进行降压的做法，有时不适宜，因为大多数患者高血压的形成是多种不良因素引发的，因此单一性地阻断某一不良因素并不能很好地控制血压，因此临床上多使用两种或更多的药物，来使患者的血压达到理想的水平。临床上常用的药物组合有以下几种类别降压药的组合：

① 利尿药和β受体阻滞剂；

② 利尿药和血管紧张素转化酶抑制剂（ACEI）或血管紧张素Ⅱ受体拮抗剂（ARB）；

③ 钙拮抗剂（二氢吡啶）和β受体阻滞剂；

④ 钙拮抗剂和ACEI或ARB；

⑤ 钙拮抗剂和利尿剂；

⑥ α受体阻滞剂和β受体阻滞剂。

3. 多种药物联合使用

如果患者使用两种药物，仍不能很好地控制血压，可以将其中某种药物的剂量增至足量，或在低剂量的基础上添加第三种药物，如果血压仍不能达标，可将三种药物的剂量一起调到有效剂量。治疗高血压联合用药的目的是提升药物的协同治疗作用，抵消单种用药的不良反应。

目前医药市场上除了单纯药物联合外，还出现了复方制剂类型的降压药物。固定的复方制剂使用方便，价廉有效，一定程度上提高了治疗依从性和人群的实用性。但是这种复方制剂不能调整其中个别药物的剂量，所以不良反应较多，因此在选择上有一定的局限性。另外在选择降压药物时需注意一些药物的联合禁忌，常见的联合禁忌有：

① 两种排钾的利尿药，如吲哒帕胺与含噻嗪类利尿药的短效珍菊降压片或与复方卡托普利，如果长期合用易引起低血钾症。

② 保钾利尿药与ACEI或ARB，如阿米洛利、螺内酯与

ACEI（ARB），通过不同途径保钾，肾功能减退的高血压患者尤其易引起高血钾症。

③ 两种抑制心脏药物，如维拉帕米与 β 受体阻滞剂联合使用，对高血压尤其是心功能减退者易引起心动过缓、心力衰竭。

④ 两种抑制中枢的降压药物，如利血平和可乐定联合使用，易引起叠加的中枢抑制，尤其是抑郁病人应禁用。

⑤ α、β 受体阻滞剂与哌乙啶联合使用，易加重体位性低血压的症状。

※ 常用降压药物利弊谈

降压药物之所以能降低血压是研究了机体血压升高的原理，从而制定出对应性的措施。现代医学认为，机体血压升高的原理是多种因素造成的，主要因素包括心脏原始动力的改变、血流异常及湍流形成、血液黏稠度的增强、血管壁弹性的减弱和硬化及体内升压物质的增加，降压药物是通过对其中的一个或多种环节的阻断，而起到控制和稳定血压的作用。临床上常用的降压药物有以下 6 种，即利尿剂、β 受体阻滞剂、钙拮抗剂（CCB）、血管紧张素转化酶抑制剂（ACEI）、血管紧张素 II 受体拮抗剂（ARB）、α 受体阻滞剂，现分述如下。

1. 排尿降压的利尿剂

利尿剂能使机体细胞外液容量减少、心排血量降低，通过利钠使血压下降。利尿剂的降压作用比较缓和，一般服药 2～3 周后其作用可达到高峰，适用于轻、中度高血压患者服用，尤其适用于老年人收缩期高血压及心力衰竭伴高血压的治疗。利尿剂可以单独使用，但更适合与其他类降压药联合应用。利尿剂主要有噻嗪类、保钾利尿剂和袢利尿剂三种。噻嗪类应用最普遍，但长期应用可引起血钾降低及血糖、血尿酸、血胆固醇增高，因此糖尿病及高脂血症患者慎用，痛风患者禁用；保钾利尿剂对于肾功能不全者禁用，由于其可引起高血钾，所以不宜与 ACEI 制剂合用；袢利尿剂利尿迅速，肾功能不全时应用较多，但过度使用可导致低血钾、低血压。另有复方制剂吲哒帕胺，同时具有利尿及血管扩张的双重作用，能有效降压，但也易引起低血钾症。

2. 减缓心率和血流的 β 受体阻滞剂

β 受体阻滞剂主要作用于心脏，可使心率降低、心肌收缩力减弱、心输出量减少、心肌耗氧量降低、房室传导时间延长，从而有效降低血压。β 受体阻滞剂单独应用降压疗效不很理想，如合并使用其他降压药则疗效会大大增强，如与利尿剂合用，可以抵消后者因减少血容量而引起的肾素活性增强，明显降压；与血管扩张剂合用，可以减少后者引起的反射性心动过速、心肌收缩力增强以及肾素的释放。β 受体阻滞剂主要适用于以下人群：

① 无并发症的高血压，心率较快的年轻高血压患者。

② 合并快速性心律失常以及心力衰竭患者。

首先，β 受体阻滞剂与其他抗心力衰竭药物，如利尿剂、洋地黄及醛固酮受体拮抗剂等长期联合使用，能显著延长病人的生命，改善心力衰竭病人的生活质量。临床使用较多的药物有美托洛尔、比索洛尔、卡维地洛等。其次，高血压病合并心肌梗死、冠心病、心绞痛的病人，使用β受体阻滞剂能减慢心率，抑制心肌收缩力，降低心肌氧耗，缩小梗死面积，保护缺血心肌，提高心室颤动阈值，降低致残率和死亡率，提高生活质量。

③ 糖尿病合并缺血性心脏病患者

β受体阻滞剂可增强胰岛素抵抗，可抑制低血糖时的交感神经刺激症状。目前国外对于糖尿病合并高血压患者，β受体阻滞剂已不作为首选药物。但在对糖尿病合并缺血性心脏病患者的治疗中，β受体阻滞剂的治疗效果较好。

β受体阻滞剂主要的不良反应有喘息、加重末梢血管疾病、糖代谢异常、脂肪代谢异常、心衰等，一般情况下轻微的反应是可以预防和耐受的。同时β受体的过度阻滞也会引起窦性心动过缓或低血压，因此患者在选择时需要慎重考虑。

3. 能够保护心脑、扩张血管的钙拮抗剂（CCB）

钙拮抗剂（CCB）的降压优势主要体现在对心、脑、肾等大器官的保护方面，其主要在以下三方面发挥重要作用。

① CCB对脑的保护作用：CCB对大脑有明显的保护作用，与利尿剂、β受体阻滞剂相比，可以降低脑卒中（致死性，非致死性）等病的患病风险，除了能切实、安全地降压外，还能有效改善脑循环、保护神经细胞，是一种理想的降压药物。有文献证实，CCB可使痴呆的发病率降低。

② CCB对心脏的保护作用：CCB可使心肌肥厚减轻，有效降低由冠状动脉痉挛引起的心绞痛的发生率，但对心肌梗死、心衰等心血管意外的预防，比其他药物作用要弱。短效CCB还可加重

心衰患者的死亡率，使用中应高度警惕。

③ CCB 对肾脏的保护作用：CCB 可防止肾功能的进一步损害，有效控制血压，有利于肾功能的维护，降低蛋白尿的发生率，特别是对糖尿病患者效果显著，因此糖尿病患者在使用 CCB 后，在进行降压治疗的同时还可预防蛋白尿的产生。

4. 血管紧张素转化酶抑制剂（ACEI）和血管紧张素 II 受体拮抗剂（ARB）

ACEI 与 ARB 均可使血压下降且心、肾血流量不下降，不会引起水钠潴留，不加快心率，不会引起体位性低血压，并且无耐药性。

这两大类降压药的特点是降压作用温和，对糖脂代谢具有良好的作用，而且对心脏、肾脏保护作用更佳，因此是心衰、心肌梗死、糖尿病、慢性肾脏疾病治疗的首选药物。ACEI 与 ARB 还可以延缓糖尿病肾病的发生，降低蛋白尿，改善肾功能。但双侧肾动脉狭窄、妊娠高血压及高血钾患者均禁用。

5. 对周身血管有扩张作用的 α 受体阻滞剂

α 受体阻滞剂可以有效改善血清脂质、空腹血糖及胰岛素耐受性，对伴有糖尿病的高血压患者治疗有效。长效 α 受体阻滞剂还可以使血压日间波动趋向正常、全天收缩期、舒张期血压降低，特别是可以阻止中午之前急速的血压上升。

α 受体阻滞剂的不良反应主要是直立性低血压，尤其是在给药初期或给药剂量急速增大时，应根据患者不同体位监测血压变化，决定给药剂量。α 受体阻滞剂还有引起体液潴留的倾向。

相关知识链接

降压谷峰比

降压谷峰比，是指药物的降压谷值（T）与降压峰值（P）的比值。降压峰值是指吃药后血压下降的最大值，降压谷值是指下一次吃药前的血压下降值，如果每日吃一次药，其T/P的比率不得低于50%～66%。

常用降压药物速览表

降压药类别	适应证	不良反应	禁忌证	常用药物	临床用药特点
排钾利尿药	充血性心力衰竭，老年高血压，单纯收缩期高血压	电解质、糖脂代谢及尿酸代谢紊乱，性功能障碍等	痛风患者禁用	呋塞米（速尿）	短效；用于肾功能不良者及大量蛋白尿者；建议餐前服用
				氢氯噻嗪片	中效；轻、中度高血压的联合用药基础
				吲哒帕胺缓释（纳催离）	长效；由于对胃有轻度刺激，一般早餐后服用
保钾利尿药	肾功能不全，充血性心衰	电解质、糖脂代谢及尿酸代谢紊乱，性功能障碍等	高钾血症	氨苯蝶啶（三氨蝶啶）	利尿作用差，但与排钾利尿药合用可防止低血钾，并且比补钾盐疗效佳；不良反应少

续表

降压药类别	适应证	不良反应	禁忌证	常用药物	临床用药特点
醛固酮拮抗药	充血性心衰，心肌梗死后		高钾血症及肾功能不全者慎用	螺内酯（安体舒通）	一般用于原发性醛固酮增多症患者；年轻患者使用易出现男性乳房发育、性功能障碍及女性月经紊乱等不良反应；常用于心力衰竭病人的联合用药
钙离子拮抗药双氢吡啶类	老年患者单纯收缩期高血压，心绞痛，外周血管病，颈动脉粥样硬化，妊娠高血压	心悸、头痛、面红、踝部水肿		硝苯地平	短效；起效快；可用于高血压紧急处理，但心肌梗死后或心绞痛时降压过快，激活交感神经反而加重心肌缺血，故应慎用
				硝苯地平缓释片	中效
				拉西地平	长效
				尼群地平	中短效
				西尼地平	长效
				尼莫地平	短效；脂溶性好；可通过血脑屏障，增加脑供血

续表

降压药类别	适应证	不良反应	禁忌证	常用药物	临床用药特点
钙离子拮抗药非双氢吡啶类	心绞痛，颈动脉粥样硬化，室上性心动过速	心脏抑制，便秘	Ⅱ度及Ⅲ度以上房室传导阻滞，充血性心力衰竭	缓释维拉帕米（异搏定片）	减慢心率10次/分钟左右，为降低舒张压基础用药
				缓释地尔硫卓片	对高血压合并心动过速或心绞痛适用
中枢交感抑制药	高血压伴肾功能不全，高血压紧急状态时	口干，嗜睡，男性性功能障碍，帕金森综合征		可乐定片	起效快；可作为家中备用紧急降压用
血管紧张素转换酶抑制药	充血性心衰；左室功能不全；心梗后；非糖尿病肾病；胰岛素依赖型糖尿病肾病；蛋白尿	干咳较多，血管神经性水肿，血钾升高	妊娠时禁用	卡托普利片	短效；含巯基故注意偶有肝功能异常及白细胞减少；三餐前0.5～1小时服用；食物影响其吸收
				依那普利片	中效；2次/日；清晨及下午2点服用
				培哚普利（雅施达）	长效；每日清晨服用
α受体阻滞药	各种成素高血压，尤其是伴有前列腺肥大、高脂血症	体位性低血压、心悸、头晕		特拉唑嗪片（高特灵）	长效；为防止体位性低血压反应，应嘱患者睡觉前减半剂量服用，并注意改变体位时减慢速度；对舒张压降低较为明显

续表

降压药类别	适应证	不良反应	禁忌证	常用药物	临床用药特点
血管紧张素Ⅱ受体拮抗药	非胰岛素依赖型糖尿病，糖尿病微量蛋白尿，蛋白尿，左室肥厚，服ACEI干咳	当使用大剂量时注意肝功能		科素亚（氯沙坦） 美卡素片（替米沙坦）	长效；降压平稳
β受体阻滞药	高血压，心动过速合并冠心病，轻中度心力衰竭	心脏抑制，哮喘，高脂血症，低血糖	Ⅱ度及以上房室传导阻滞	普萘洛尔（心得安）	短效；属于非选择性β1、β2受体阻滞药
				美托洛尔（倍他乐克）	中效；属于选择性β1受体阻滞药；减慢心率作用最明显
				阿替洛尔（氨酰心安）	中长效；属于选择性β1受体阻滞药
				比索洛尔（博苏）	长效；属于高度心脏选择性β1受体阻滞药
α+β受体阻滞药	高血压，心动过速	心脏抑制，哮喘	Ⅱ度及以上房室传导阻滞	阿罗洛尔（阿尔马尔片）	中长效；减慢心率作用较为明显，与美托洛尔相似
				拉贝洛尔片（柳胺苄心定）	短效；减慢心率作用较弱

6. 怎样区分是降压药不良反应，还是治疗效果不佳

抗高血压药物都有不良反应。首先应该区别药物不良反应与因血压降低引起的不适。常用的降压药物利血平可导致嗜睡、抑郁或疲乏无力等。多数情况下，头痛、恶心、面红、嗜睡等不良反应会在开始服药的几周内出现，并随着用药时间的延长而减少，以至消失。利尿剂最严重的不良反应是低血钾，个别患者会心律失常，并且不会出现随药物使用时间的延长而不良反应消失的现象。

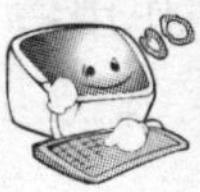

相关知识链接

降压的速度和程度

除急症外，血压以在数天、数周、数月内逐渐降低为佳，特别是老年人以及有多年高血压病史的患者，因为其血液循环系统已经“适应”了高血压水平的状态。

理想的药物治疗的目的是维持心血管的正常功能，保持机体循环的平衡，逆转心血管系统因高血压所造成的损伤，改变自然病程，减少并发症的发生。

7. 为什么药物治疗会失败

药物治疗失败，首先应该想到以下问题：选药是否正确，剂量是否充分，患者是否按医嘱服药，患者是否出现其他应激因素，患者是否是继发性高血压。

一般降压药物治疗的原则总结起来有以下 9 点：

① 逐步平稳降压。从单一用药到联合用药，从小剂量到较大

剂量的药物使用，都是在为了在达到降压效果的同时，减少药物的不良反应。

② 因人而异。年龄、性别、胖瘦、身体素质等方面都是用药需要考虑的因素，尤其是长期适应高血压状态的老年人更不宜直接用大量药物降压。

③ 除严重的急症高血压外，大部分患者用药尽量从单一用药开始，阶梯式地加用降压药物种类。

④ 联合用药效果优于单一用药。现在不提倡单纯的一种降压药治疗和控制高血压，可以尽量选用其他种类的药物协同作用增强降压效果，同时又可以“中和”或减弱它的不良反应。

⑤ 用药足量。尽管药物都有一定的不良反应，但是不给患者足量的药物，恐怕一时难以达到降压效果。

⑥ 不能突然停药。不管药物降压效果明显不明显，都不可以随意停止服药，要在医生的指导和监督之下，改换其他药物或加大降压药物的剂量。

⑦ 尽量选用临床试验研究效果明确的药物，不盲目使用“新药物”。一些新上市的药物，作用机制和不良反应尚未研究透彻，缺乏大量的人群证实效果，因此服用时一定要慎重。

⑧ 尽量不选用影响情绪的药物，如某些降压药物中含有氯丙嗪或其他影响情绪，甚至引发抑郁的成分，不利于患者日常生活和工作。

⑨ 长期坚持服药。药物降压治疗的过程是一个持久的过程，不管是在心理上还是实际行动上，都要做好长期服药的准备，不可三天打鱼两天晒网，否则更容易引起血压波动，对健康不利。

※ 专家告诉你怎样选择降压药

1. 老年人怎样选择降压药

老年人高血压的治疗需要十分谨慎，要注意其临床特点。

老年高血压患者具有如下特点：①半数以上人群以收缩压升高为主，即单纯收缩期高血压，收缩压≥140mmHg，舒张压＜90mmHg，这与老年人大动脉弹性减退、顺应性下降有关。②部分老年人高血压是由中年时原发性高血压延续而来，属于收缩压和舒张压均增高的混合型高血压。③老年人高血压患者多伴有心、脑、肾器官不同程度的损害，包括脑卒中、心衰、心肌梗死和肾功能不全等并发症。④老年人压力感受器敏感性减退，对血压的调节功能降低，易造成血压波动及体位性低血压，尤其是在使用降压药物治疗时更要密切观察。

老年人的降压治疗应逐步降低血压值，尤其对于体质较弱者，要关注原有的或经药物治疗后出现的体位性低血压情况。老年人本身存在多重的危险因素，靶器官受损和心血管疾病共存，要结合自身的特点慎重选用降压药。一般情况下，将老年人收缩压降至 140mmHg 以下是比较困难的，舒张压降至 70mmHg 以下可能对健康不利。我国《血压防治指南》建议老年人高血压的收缩压降低目标为小于 150mmHg。

老年高血压患者选用降压药时要注意：

①老年高血压患者初始降压药剂量要小，一次增加的剂量不

宜过大，间隔时间要适当延长，降压速度不宜过快，也不宜使血压下降过低。

②老年高血压患者对噻嗪类利尿药能较好耐受，但不宜长期应用，应注意电解质和血容量监测，如合并糖尿病、痛风和前列腺肥大者不宜选用。

③β受体阻滞剂易引起心动过缓或心力衰竭，应慎用。

④长效钙拮抗剂能在2～4周内缓慢平稳降压，也能较好耐受，适宜于老年患者使用。

⑤血管紧张素转换酶抑制剂对肾脏有保护作用，不良反应少，可以选用。如有肾功能不全，应用时可引起血肌酐、尿素氮和血钾升高。

⑥直接血管扩张药吲哒帕胺缓释片具有利尿和钙拮抗的双重作用，既能平稳降压，又不影响血钾、血糖、血肌酐和尿酸水平。应用小剂量吲哒帕胺缓释片未能达到目标血压者，加用雅施达（培哚普利）安全有效，耐受性好。高龄高血压患者使用吲哒帕胺易发生低血钾。

⑦中枢神经系统降压药（如可乐定、甲基多巴等）对老年患者易发生直立位低血压和抑郁症，一般不宜选用。

⑧应尽量避免应用α受体阻断药（如哌唑嗪），避免引起直立位低血压。总之，老年高血压患者可首选利尿药、钙拮抗药，次选血管紧张素转换酶抑制药、β受体阻断药。目前提倡联合应用ACEI、ARB及钙拮抗药或利尿药，约有70%的患者可以获得疗效。老年高血压患者根据病情也可选用β受体阻断药、扩血管药与利尿剂联合应用，以提高降压效果，减少不良反应。

2. 冠心病、心衰患者怎样选择降压药

稳定性心绞痛患者，首选β受体阻滞剂或长作用钙拮抗剂或ACEI；急性冠脉综合征患者应选用β受体阻滞剂和ACEI；心梗后高血压患者应联合应用ACEI、β受体阻滞剂和醛固酮拮抗剂；心衰（心力衰竭）症状较轻者用ACEI和β受体阻滞剂，症状较重的将ACEI、β受体阻滞剂、ARB和醛固酮受体拮抗剂与利尿剂联合应用。

3. 糖尿病高血压患者怎样选择适合自己的降压药

糖尿病合并高血压的患者，其并发症为心脏和肾脏的损害。为了避免此类损害，糖尿病高血压患者血压降低的标准应更加严格，一般要求将血压降至130/80mmHg以下，因此需要联合用药。首选ACEI或ARB，必要时用钙拮抗剂、噻嗪类利尿剂、β受体阻滞剂。ACEI对1型糖尿病患者防止肾损害十分有益。

临床实践证实，治疗糖尿病合并高血压较为理想的药物主要有两类：第一类是钙离子拮抗剂，如尼群地平、尼卡地平等，不仅不影响糖代谢，而且还能降低血脂，抵抗动脉硬化，改善心、脑、肾等重要脏器的功能。第二类是血管紧张素转化酶抑制剂，如巯甲丙脯酸等药物，可改善糖代谢，还可防止糖尿病肾病，减少尿蛋白，提高患者的生活质量。

有些降压药可影响糖代谢，能诱发糖尿病或使原有糖尿病加重病情，例如噻嗪类利尿剂双氢克尿塞、速尿，能抑制胰岛细胞释放胰岛素，使血糖升高，糖耐量下降，加重糖尿病病情。另

外，β 受体阻滞剂心得安能抑制胰岛素分泌，降低组织对胰岛素的敏感性。因此，临床上对于糖尿病合并高血压者，不能使用噻嗪类利尿剂和 β 受体阻滞剂进行治疗。

4. 慢性肾病患者怎样选择适合自己的降压药

高血压造成肾损害的患者应该首选对肾脏有保护作用的降压药物，其原则是足量和长期（数年）应用。先由小剂量开始，逐渐增加用量。高血压合并肾衰竭患者选用降压药的前提是药物主要在肝脏进行代谢，不减少肾血流量、不影响或不损害肾功能，如 ACEI、ARB 有利于防止肾病的发展。对于肾脏损害更为严重的病人，应该加用利尿剂。

高血压患者肾衰竭早期、单侧肾动脉狭窄无手术指征者可酌情用血管紧张素转换酶抑制药，如果肌酐清除率小于 30 毫升/分时则不能使用该药。高血压伴有轻度肾损害时，首选血管紧张素转换酶抑制药及利尿药；伴有中度肾损害时应用血管紧张素转换酶抑制药和钙拮抗剂。应用血管紧张素转换酶抑制药的前提是血肌酐水平不能超过 3 ~5 毫克/分升（265 ~442 微摩/升）。使用血管紧张素转换酶抑制药或血管紧张素Ⅱ受体阻滞药，血肌酐水平比基础值升高 35% 而未出现高血钾时，可以继续用药。

5. 儿童及青少年怎样选择适合自己的降压药

儿童及青少年高血压患者多与家族遗传密切相关，同时日常饮食习惯和运动的缺乏，也是造成幼年高血压的环境影响因素。因此在此类患者的治疗中，既要考虑到该人群的年龄特点，也应该密切随访与观察血压的波动情况，应用降压药的原则与成年人基本一致，但要注意的是用药剂型和剂量的选择更应慎重。降压药品种提倡单一降压药，剂量应是微量和少量用药。血压控制水平为：6 岁以下 <110/75mmHg；6 ~ 9 岁 <120/80mmHg；10 ~ 13 岁 <125/85mmHg；14 ~ 17 岁 <130/90mmHg。儿童及青少年高血压降压药选择遵循的具体原则为：

①治疗原发病因：针对患者病症选择药物进行科学治疗。降压只是症状治疗，病因去除后，血压恢复稳定即可停用降压药。如果血压一直异常，还应有针对性地服用降压药，如心动过速者以应用 β 受体阻滞剂为宜。

②儿童血压轨迹现象的处理：儿童血压轨迹现象是指在基础血压偏高的情况下，血压逐渐升高到成年时罹患高血压病的趋势变化，目前提倡对其随访和非药物的治疗。如果由于血压骤升明显造成器官损害和临床症状时，可对症应用降压药物，以控制血压水平。

③儿童及青少年高血压患者的血压是波动的、不稳定的，因此不提倡起始阶段即大量或终生性地服用降压药。

6. 妊娠女性应该使用特殊降压药

妊娠女性应依据血压水平、妊娠年龄及胎儿的相关因素在专业医生的指导下制订治疗方案，包括加强母儿监测和镇静治疗，合理使用降压药。虽然治疗高血压的目的是减少母亲的危险，但必须选择对胎儿安全的有效药物。当妊娠女性的血压升高至大于 170/110mmHg 时，必须积极降压，以防止脑中风及子痫的发生。究竟血压应降至多低才合适，应结合患者临床特点，选择相应的降压药剂型和剂量，目前尚无一致性的意见。对于轻度妊娠期高血压病患者，在严密的监测下，至妊娠37周若病情仍不好转，可根据产科情况决定终止妊娠。重度妊娠期高血压病患者可以在胎龄大于37周时及时终止妊娠，或胎龄小于35周时则促胎肺成熟后，终止妊娠。

妊娠妇女不宜使用的降压药有：ACEI、血管紧张素Ⅱ受体拮抗剂，此类药可能会引起胎儿生长迟缓、羊水过少或新生儿肾衰，亦可能引起胎儿畸形。利尿剂，由于该药在治疗过程中可进一步减少血容量，使胎儿缺氧加重。先兆子痫妇女血容量减少，除非存在少尿情况，否则不宜使用利尿剂。另外还要注意钙拮抗剂不能与镇静药物硫酸镁合用。

7. 继发性高血压患者怎样选择适合自己的降压药

继发性高血压是指继发于其他疾病或原因的高血压，只占患病人群的5%～10%。其病因主要有：①肾脏病变，如急慢性肾小球肾炎、肾盂肾炎、肾动脉狭窄等。②大血管病变，如大血管畸形（先天性主动脉缩窄）、多发性大动脉炎等。③妊娠期高血压疾病，多发生于妊娠晚期，严重时要终止妊娠。④内分泌性病变，如嗜铬细胞瘤、原发性醛固酮增多症等。⑤脑部疾患，如脑瘤、脑部创伤等。⑥药源性因素，如长期口服避孕药、器官移植长期应用激素等。

常见继发性高血压的类型及其处理方法：

肾实质病变

肾实质病变包括急性肾小球肾炎、慢性肾小球肾炎、肾病综合征等。肾实质病变伴发高血压患者，在患高血压的同时还存在着肾脏损害所导致的症状，如浮肿、贫血和蛋白尿等。治疗应针对病因，首先治疗肾实质病变，然后针对血压水平应用对肾脏有保护作用的降压药物。

肾动脉狭窄

肾动脉狭窄可分为单侧或双侧性病变。病变性质可为先天性、炎症或动脉粥样硬化，后者多见于老年人，前两者主要见于青少年，主要症状是高血压进展迅速或高血压突然加重，使用多种药物治疗效果仍不明显。该病的血压以舒张压升高为主，体检时可在上腹部或背部肋脊处听到血管杂音。不适宜手术者只能用药物治疗以控制血压，ACEI 有降压效果，但可能使肾小球滤过率进一步降低，使肾功能恶化，尤其对双侧肾动脉狭窄者不宜应用。其他类型药物可结合患者情况选择使用。

嗜铬细胞瘤

患者的常见症状有：血压波动性大，阵发性血压增高与降低，同时伴心动过速、头痛、出汗、面色苍白等症状，降压药物疗效不显著。

这是两则真实病例。一青年男性 40 岁，经常出现头痛、头晕伴面部苍白、出汗、全身无力，自认为是工作劳累所致并没有引起注意。在偶尔测量血压时，收缩压（高压）达到 180～200mmHg，舒张压（低压）130mmHg，有时又可下降到高压 140mmHg 低压 90mmHg 之间，血压值忽高忽低波动不稳定。一日突发心脏不适，胸闷、气短急送医院，被诊断为心肌梗死，经抢救治疗后基本恢复。不久再次发病表现出口语不清、一侧肢体运动障碍，到医院确诊为脑卒中。年纪轻轻曾经当过海军的他怎么也想不通，为何血压一直控制不理想，自己怎么会得了心脑血管疾病。另一位商界老板却比这位青年人幸运得多，在反复血压值波动并且应用药物治疗效果不明显的情况之下，及时到医院进行了腹部 B 超检查，明确诊断为嗜铬细胞瘤。原来以上两位患者长期高血压及心脑血管疾病的发生，其祸根来源于嗜铬细胞瘤作怪。

嗜铬细胞瘤属于先天性肿瘤，75% ~90% 位于肾上腺髓质，肾上腺以外肿瘤者仅占 10% ~15%，良性肿瘤占 95% 左右，恶性肿瘤占 10% ~20%。发病年龄以 20 ~ 50 岁者多见。早期及时的手术治疗能够获得令人满意的治疗效果。

嗜铬细胞瘤是继发性高血压的一种，占高血压病的 0.5% ~ 1%，及时明确诊断早期手术治疗，90% 以上的病人都可以获得痊愈。因此，对于临床上病人一旦出现血压值波动性较大，多种降压药联合应用效果不理想者，要考虑到机体可能存在着嗜铬细胞瘤的可能性，要积极的寻找病因，有效地控制血压，避免心脑血管疾病的发生。

原发性醛固酮增多症

原发性醛固酮增多症以长期高血压伴顽固的低血钾为特征，可有肌无力、周期性麻痹、烦渴、多尿等。血压多为轻、中度升高。超声、放射性核素可做定位诊断。大多数原发性醛固酮增多症是由单一肾上腺皮质腺瘤所致，手术切除是最好的治疗方法。

库欣综合征

库欣综合征患者除有高血压外，同时伴有向心性肥胖、满月脸、水牛背、皮肤紫纹、毛发增多等外貌特征，诊断上并不很困难。显微外科手术是治疗本病的首选方法。

※ 高血压患者服药须知

1. 大多数患者需要终生服药

除了少数早期的轻型的高血压患者，可以通过消除高血压的危险因素，如减少食盐摄入量、戒烟限酒、消除焦虑和精神紧张来控制血压外，大多数高血压患者是需要终生服药的，直至血压降至正常也不能盲目地自行停药，否则或早或晚会恢复到治疗前的高血压水平，或者因血压的不稳定性而诱发心、脑、肾、血管性疾患。高血压患者在进行非药物治疗的同时，应密切观察血压水平，保持良好的生活习惯。对于轻度和慢性高血压患者，一般治疗后血压稳定达一年以上者，可以考虑减少剂量，目的是减少药物的不良反应，但以不影响血压控制和疗效的情况为前提。病人在试行“逐步减药”时应十分仔细地监测自身的血压。

2. 降压达标是硬道理

高血压患者，降压治疗越早达标，患者获益性越大。降低血压仅仅是过程和手段，其最终的目标是减少对心、脑、肾脏等靶器官的损害，减少并发症的发生，进而提高病人的生存质量，延长患者生命。为此，我们必须按照高血压相关指南的要求，根据患者的不同情况，将血压水平降至目标值，使患者的危险程度降至最低点。降低血压应达到的近期标准为，血压有效控制、化验检查结果以及患者的生存质量等诸多方面得到改善。远期的目标更多的是对高血压的控制、病人生存率的提高以及心脑血管疾病发生率的降低。

3. 针对老年人高血压特点的治疗方案

60 岁以上的人患有的高血压即为老年人高血压，其高血压的特点是：①单纯收缩期高血压，收缩期高血压患者超过总人数的50%。以往认为的血压的增高是人类年龄增长的生理过程，即血压随着年龄增加的理念是不正确的。②清晨高血压数值高。③合并并发症多。④假性高血压多（“白大衣”高血压多达 20% 左右），由于动脉硬化的影响，使得袖带测量获得的血压值与动脉穿刺获得的数值间相差达到 30mmHg。在老年人高血压的治疗中应该注意到假性高血压的存在。

治疗方案①

老年人高血压的特点为：24 小时之内血压值波动较大，一天之内其波幅可达 40 ~ 80mmHg，这常常是引起老年人高血压患者发生心脑血管疾病的重要原因。血压波动大的常见因素主要是药物治疗不够合理，没有依据血压波动的时间规律服药，血压一般在早晨和下午呈升高的双峰值。有的患者是在情绪波动和紧张的情况下出现“血压的骤升”，因此针对患者情绪变化时血压的变化，可以加服短效的临时的降压药。对于明确血压高峰值的患者，可以在清晨起床后或下午时服用降压药物。

患者张玉，看医生时拿出一把的降压药物，还痛苦地诉说自己服用降压药的种类和剂量并不少，但就是血压控制得不理想，血压值在 150 ~ 170/90 ~ 100mmHg，他显得很无奈。医生告知他每天按照上、下午的时间进行有规律的血压监测，记录画图达一个月时间后，就发现了他血压波动的峰值是在下午，为此有针对性地选择了两种降压药在下午服用，使血压得到了很好的控制。随着药物剂量的减少，药物引起的不良反应也有明显的改善，生活质量明显提高。

治疗方案②

首先选用能维持血压稳定的长效降压药物，如替米沙坦、氨氯地平，可以使血液中降压药的浓度维持在 24 小时平稳降压的范围，克服清晨或下午血压过高的现象。如果是服用中效的降压药物，如依那普利、贝尼地平等半衰期在 12 小时之内者，第二次服药时间应在每日下午 2 点到 4 点，或者是在血压峰值出现前加服中短效的降压药品。降压药物顾名思义，是以平稳血压水平、控制血压升高为核心，因此针对自己机体特征和不良反应小、适合于自己而有效的降血压药物，才是最好的药物。

治疗方案③

高血压治疗过程应同时强调并发症的治疗。在应用硝酸酯类药物治疗心绞痛时，应同时加用转换酶抑制剂降血压，同时防止心力衰竭的发生。但应该引起重视的是，老年高血压患者不管是否服用了长效降压药物，一旦出现了血压明显升高，不管是否有明显的临床反应，一般均应该及时口服短效降压药物，将收缩压控制在 160mmHg 以下为宜。如果明确了解和诊断是并发症而引起的血压骤升，则应按照专科医师的医嘱进行针对性的降压治疗。临床上常用的药物有硝苯地平、卡托普利等。

4. 服用降压药物是否需要调整要因人而异

大多数慢性、症状较轻的高血压患者，要选择适合于自己，并且能耐受的最小剂量的药物，起始给予小剂量，经一个月的观察后，如果疗效不明显但不良反应少或可以耐受，可以适当增加剂量；如果服药后出现的不良反应不能耐受，则应考虑改用另一种类药物。待到血压稳定在正常范围后，应尽量保证药物的种类和剂量不再改变。

如果经观察患者长期服用某种配方药物切实有效，一般不要轻易再改变。胡大一教授对此提出，为了实现更高的降压达标率，提倡高血压患者服用固定剂量的复方降压制剂，并且不要轻易更改。这样不仅比单药治疗效果好，而且不再需要患者一次服用多种药物，简单的“一口水，一片药”，更方便患者服用，帮助降压达标。

5. 中药降血压要分型

祖国传统医学对于高血压的认识首先源于对症状的把握，直到血压计的广泛应用，中医才引用“高血压”这一名词概括其一系列的症状。中医将“眩症”、“头痛”、“肝阳”视为血压升高的主要表现，并与心悸、胸痹、中风等症状有一定的关联。一般认为高血压的形成是由于人体七情所伤、饮食不节、内伤虚损，直至机体阴阳失衡，病损的脏器主要在肝、肾、心。高血压主要的病机可以分为肝阳上亢、肝肾阴虚、阴虚阳亢、心阴虚、阴阳两虚、气阴两虚、冲任失调等类型。

中医在诊疗高血压疾病方面已有几千年的历史，《黄帝内经》中论述“诸风掉眩，皆属于肝”，并有“无痰不成眩”、“无虚不作眩”等说法，并将高血压发病归纳为虚、实两大类。在临床上根据患者病症，有针对性地进行调整治疗。中医治疗高血压病症的特点是，要结合患者体质望、闻、问、切以及环境节气的变化辨证施治，而不仅仅简单机械地套用汤方和中成药。目前所知具有降压作用的中药成分有100余种，其降压机理涉及滋补肝肾、清热平肝、利水渗湿、健脾祛痰、补养气血、活血通络等方面。下面是一些具有代表性的汤方及中成药：

（1）肝阳上亢型

肝阳上亢型的患者多因长期精神紧张或忧思郁怒，使肝气郁滞，郁久化火而成。主证：头目胀痛、心烦易怒、面红耳赤、大便干结、小便发黄、舌红少苔、脉弦。

选方：天麻钩藤饮（主要成分：天麻、钩藤、石决明、山栀子、黄芩、牛膝等）；龙胆泻肝汤（主要成分：龙胆草、黄芩、栀子、杭菊花、决明子、杭白芍、柴胡等）。

（2）肝肾阴虚型

肝肾同居下焦，肾阴不足常可致肝阴不足。主证：头晕眼花、视物模糊、失眠多梦、腰酸腿软、手足心热或肢体麻木，女性可有月经量少，舌红苔少，脉弦细或沉细。

选方：首乌汤（制首乌、生地、桑寄生、杜仲、怀牛膝、女贞子、旱莲草、枸杞子、生牡蛎）。

（3）阴虚阳亢型

阴虚阳亢即肝肾阴虚和肝阳上亢同时存在。主证：头重脚轻、烦躁易怒、面部烘热、腰酸耳鸣或四肢麻木，舌红苔少，脉弦细。

选方：杞菊地黄汤（枸杞子、菊花、熟地、山茱萸、山药、泽泻、丹皮、茯苓等）。

(4) 心阴虚型

心阴不足者常见心悸、失眠、多梦和健忘等病症。主证：心悸、失眠、健忘、多梦等，舌淡苔白，脉细弱。

选方：天王补心丹（元参、丹参、天冬、麦冬、枣仁、柏子仁、远志、桔梗等）。

(5) 阴阳两虚型

阴阳两虚者多因久病不愈，阴阳俱损。主证：头晕眼花、腰酸耳鸣、畏寒、尿频，舌质淡嫩，脉沉。

选方：金匮肾气丸（附子、肉桂、泽泻、丹皮、山药、地黄、山萸肉），还应根据病情，随症加减。

(6) 气阴两虚型

患者有肝、心、肾虚的虚证，同时伴有少气乏力、动则气短、形体肥胖、面足虚肿、大便溏薄，舌质淡胖，边有齿痕，脉沉细。

选方：四君子汤（人参、白术、茯苓、甘草）加五苓散（猪苓、泽泻、桂枝、白术等）随症加减。

(7) 冲任失调型

肝肾不足、年龄增大，进入更年期者均可引起冲任失调，多见于女性高血压患者。主证：头痛头晕、心烦失眠、周身不适、血压波动等，苔薄白，脉弦细。

选方：二仙汤（仙茅、仙灵脾、当归、黄柏、知母、巴戟天）。

(8) 血脉淤阻型

血液运行不畅，淤积凝滞。根据淤阻的部位或脏腑不同，可产生不同症状。主证：头痛经久不愈、固定不移，舌质带紫，脉涩或一侧脉微细不易触及。

选方：血府逐淤汤（桃仁、红花、当归、川芎、赤芍、柴胡、枳壳、牛膝、桔梗等）。

简易小偏方：

1. 泽泻6～8钱，白术4钱，水煎服，主要用于痰湿之眩晕。

2. 草决明1两，野菊花4钱，煎汤带茶饮，用于肝阳上扰之眩晕。

3. 半夏5钱，秫米1两水煎服，用于痰浊中阻的眩晕、失眠。

相关知识链接

怎样个体化用药

在医疗实践中，我们应该根据患者的年龄不同、性别差异以及身体的状况和合并的不同病症，选择适合于患者个体、尽可能避免不良反应的降压药物。

1. 尽可能地应用保持血压水平的长效用药，同时做到能用口服药不用针剂，合理小剂量的药物配伍，以方便简易的合理用药，使患者保持其血压水平，而不宜以定期输液的方法来预防高血压。定期输液的做法是没有切实的科学依据的。

2. 合理使用降压药物，是患者的长期利益，是减轻或者避免其并发症的长期措施。我们更强调在用药过程中的利大于弊，要求患者要根据个人的情况，长期终生地应用药物，而不是根据血压的波动或季节的变化，而盲目变化药物剂量或停药及减药，以致造成终生遗憾。患者出现的临床症状相当一部分是药物的不良反应，如钙拮抗剂会在部分患者中产生面部潮红和肢体水肿，利尿剂出现的尿频等症状均影响到患者的睡眠与休息等情况。

3. “用药如用兵”，精心组合，对症下药。如降压药物钙拮抗剂络活喜和拜新同在不同患者中降压效果以及不良反应作用的产生是不同的，应及时有效地应用与更正。

4. 药物治疗与健康教育要并举，才能提高患者的依从性，使得药物发挥事半功倍的效果。例如在临床实践中某些患者错误地将降压药与血压的升降相匹配，即血压高时增加降压药物剂量，血压低时减少药物剂量，这对于稳定血压是不利的。更应该强调的是平稳降压，合理增减药物。

吃对食物也可以降血压

高血压患者如果能合理安排每日三餐的饮食结构和营养成分，也能较好地控制血压，甚至起到降压的作用。膳食主要为人体提供能量和动力，其中的膳食纤维和维生素还可以帮助机体有效地运输、转换代谢物质，改善血管弹性。同时，膳食中的微量元素的摄入与搭配，还可以帮助细胞分子对血压的稳定起一定的调节作用。

什么是膳食宝塔

为了科学地调整饮食结构，帮助人们合理摄入每日必需的营养物质，营养专家提出了居民五层膳食宝塔框架，明确规定了各类食物在膳食中的地位和应占的比重，详细介绍膳食主要成分，谷类、果蔬类、动物性食物类、奶类和豆类食物以及烹调油和食盐五类食物的每日应摄入的参考标准。按照这个标准安排一日三餐，我们每天的膳食应该这样：谷类食物位居底层，每人每天应摄入 250 克 ~ 400 克；蔬菜和水果居第二层，每天应摄入 300 克 ~ 500 克和 200 克 ~ 400 克；鱼、禽、肉、蛋等动物性食物位于第三层，每天应摄入 125 克 ~ 225 克（鱼虾类 50 克 ~ 100 克，畜、禽肉 50 克 ~ 75 克，蛋类 25 克 ~ 50 克）；奶类和豆类食物合居第四层，每天应吃相当于鲜奶 300 克的奶类及奶制品和相当于干豆

30 克～50 克的大豆及制品。第五层塔顶是烹调油和食盐，每天烹调油不超过 25 克或 30 克，食盐不超过 6 克。另外，在温和气候条件下生活的轻体力活动的成年人每日至少饮水 1200 毫升（约 6 杯）；在高温或强体力劳动条件下应适当增加饮水量。对高血压患者来说，膳食的搭配不仅要求营养均衡，其价值还在于是否适合个体需求，是否对维持血压稳定有益。高血压患者的膳食安排，应当在膳食宝塔构成的基础上，进行更为严格的控制，不仅营养丰富，更要科学、合理。

※ 怎样摄取能够有效控制血压的营养物质

1. 安排高蛋白、低脂肪饮食

高蛋白食物主要是指含有丰富优质蛋白质，即人体必需但又不能自身合成的多种氨基酸成分的禽肉类、鱼虾类；低脂肪食物的主要标准是饱和脂肪酸含量相对较低，不会导致人体摄入过多的能量和热量。

8 种必需氨基酸成分包括赖氨酸、蛋氨酸、亮氨酸、异亮氨酸、苏氨酸、缬氨酸、色氨酸和苯丙氨酸。

蛋白质是生命活动最重要的物质基础，生命的诞生、机体的生长和发育以及无时无刻不在进行的新陈代谢都离不开蛋白质的参与。蛋白质，尤其是优质蛋白质的摄入有益于人体健康。优质蛋白质含有足量的人体必需的 8 种氨基酸，且比例适当。常见的富含优质蛋白质的食物有奶类中的酪蛋白、乳白蛋白，蛋类中的卵白蛋白及卵巢中的磷蛋白，肉类中的白蛋白和肌蛋白及大豆中的大豆蛋白等。优质蛋白质易于被人体消化、吸收，可以降低心脑血管疾病的患病风险，减少高血压的发病率。优质的动物蛋白质能够防治高血压，它通过促进钠的排泄，保护血管壁，它还可以通过氨基酸影响交感神经兴奋从而调节血压。因此，在日常饮食中应适当地选择动物蛋白，如通过合理食用鸡、鸭、鱼、牛奶等来补充优质蛋白质。爱斯基摩人由于经常食用鱼精蛋白，所以高血压和脑卒中的发病率明显低于内陆地区，说明提高优质蛋白的摄入量可以有效保护心、脑血管。同时也应该特别指出，人体的三大营养要素必须合理摄入。蛋白质、脂肪和糖在体内是可以相互转化的，如果蛋白质摄入过多，热量过高，久而久之就会造成脂肪蓄积，加速血管动脉粥样硬化。因此，人们应该适当地提高蛋白质的摄取并控制总量，否则会导致事与愿违的结果。

在日常生活中有些人喜欢吃猪肉，猪肉中的肥肉和荤油是高能量和高脂肪食物，摄入过多往往会引起肥胖，并且是某些慢性病的危险因素。所以更应该强调减少饱和脂肪酸食品的摄入，多食用高蛋白、低脂肪食物，例如鸡、鱼、兔、牛肉等动物性食物含蛋白质较高，脂肪较低，产生的能量却远远低于猪肉。如果想补充优质的动物蛋白，应尽量吃这些食物，减少猪肉的摄入量。

2. 摄取丰富的维生素——水果和蔬菜可以控制血压

蔬菜和水果都含有丰富的维生素、矿物质和膳食纤维。蔬菜从类别上来说，可以分为叶子型、根型和果实型三类。叶子型蔬菜主要包括小白菜、韭菜、菠菜、油菜等，一般含有丰富的维生素 C 和胡萝卜素。根型蔬菜主要包括萝卜、土豆、红薯等，其中纤维素的含量高于其他蔬菜。果实型蔬菜主要包括富含维生素的番茄、黄瓜、茄子等以及富含氨基酸的扁豆、毛豆、黄豆等豆类蔬菜。蔬菜种类繁多，不同品种所含营养成分也不尽相同，甚至悬殊很大。红、黄、绿等深色蔬菜中的维生素含量超过浅色蔬菜和一般水果，它们是胡萝卜素、维生素 B_2、维生素 C 和叶酸、矿物质（钙、磷、钾、镁、铁）、膳食纤维和天然抗氧化物的主要或重要来源。我国近年来开发的野果，如猕猴桃、刺梨、沙棘、黑加仑等也是维生素 C、胡萝卜素的丰富来源。有些水果维生素及一些微量元素的含量不如新鲜蔬菜，但水果含有的葡萄糖、果酸、柠檬酸、苹果酸、果胶等物质又比蔬菜丰富。红、黄色水果如鲜枣、柑橘、柿子和杏等是维生素 C 和胡萝卜素的丰富来源。

研究表明，蔬菜和水果中富含的维生素可以降低胆固醇和低密度脂蛋白等指标，防止动脉粥样硬化；还能抗氧化、增强免疫力及改善微循环等，有利于高血压患者有效地控制血压。

水果不等于蔬菜

虽然水果营养丰富，口感颇佳，经常食用有益健康，但是不可以单纯追求口味用水果替代蔬菜补充营养。因为水果所含的营养成分不等同于蔬菜的营养成分。蔬菜是每人每天必须进食的食品之一，它含有胡萝卜素、无机盐、膳食纤维、多种维生素以及其他人体必需的营养物质。蔬菜中的膳食纤维能够促进消化液分泌，有利于食物消化，它还能刺激胃肠蠕动，起到润肠通便的作用，例如进食的动物蛋白在肠内的吸收率为 70%，如果与蔬菜一起吃，其吸收率可以提高到 90%。经常进食富含膳食纤维的蔬菜还能锻炼咀嚼肌，使牙齿坚固。据分析，水果所含的维生素品种数量、微量元素以及膳食纤维的含量均比蔬菜低。在日常膳食中只要能及时补充一定数量的新鲜蔬菜，少吃或不吃水果是不会影响身体健康的，反之，如果只吃水果不吃蔬菜，则不利于身体健康。有关调查表明，吃水果多、蔬菜少的人平均寿命较吃蔬菜多、水果少的人平均寿命要短一些。此外，水果中含有较多的果糖，过多地摄入果糖，会导致人体缺铜，而人体缺铜会使血中的胆固醇增加，促使动脉粥样硬化的发生和发展。因此，应少食水果，多食蔬菜。

3. 钙的四大生理功能之一——维护心肌的收缩与舒张

人体生命的一切活动都不能缺少钙。钙广泛分布于人体的各个部位，其中骨骼、牙齿中的钙占人体中总钙量的99%。剩余1%的钙在人体的生命中所起的作用也举足轻重。具体说来钙有四大生理功能，分别是：①生物钙化的功能。钙和磷酸盐是人体骨骼和牙齿中无机物的主要组成和营养成分。②促进血液凝固的功能。血浆中的钙，可以启动激活凝血酶，影响血液凝固的过程。③肌肉收缩的功能。钙是肌肉收缩、舒张以及控制肌凝蛋白等不可缺少的元素。钙离子的移动是心肌收缩与舒张过程中不可缺少的重要环节。④信息传递的功能。神经递质的释放和神经信号的传递必须要在钙的参与下才能准确无误地完成。

老年人由于生理功能的降低会导致钙的流失较多，常会出现缺钙现象，多表现为骨质疏松。随着全球人口老龄化的加剧，目前全世界患骨质疏松的总人数约达2亿之众。专家估计，我国的骨质疏松患者约有8400万，占总人口的6.6%。由于钙元素的摄入不足，使得由钙参与的生命活动和代谢均受到影响，表现为高血压患者动脉硬化、血管弹性改变、糖尿病患者出现胰岛素分泌的绝对和相对不足。因此对于大多数中老年患者来讲，应及时地补充钙剂药物，有特殊情况的高血压病患者，应该根据自己的实际情况进行个体化的选择。

①少量多次地补充钙剂。如果一次服用的钙大于200毫克，其吸收率就会下降，所以提倡每日服钙次数3～4次而达到所需钙总量是比较适宜的。

②药补和食补相结合。首选通过食物补充钙，如果食物补钙不能满足需求时再添加药补。例如，一般情况下25～65岁的男子每日约需1000毫克的钙，其早上喝牛奶、豆制品等的钙含量可以达到300毫克，其余的700毫克可以分期分批多次通过药物钙剂来补充，这样就能基本满足人体对钙的需求了。

③补钙以与进餐同时进行为好。目前，我们日常饮食中食物的品种是比较丰富的，其中相当一部分食物都含有氨基酸和维生素D，如果通过进餐补钙，钙的吸收率可以提高20%。另外，晚间睡觉前的9～10点钟再补充一次钙更为有益，因为人体到下半夜时钙的流失比较严重，容易出现腿抽筋的现象。

日常生活中人体补钙的方式主要有两种，即服用钙剂和饮食补钙。对于中老年人来说，随着机体的衰老和变化，适量地补充钙剂是完全必要的。但高血压患者由于长期服用利尿剂和治疗心律失常的药物，通过服用药物钙剂补钙不仅起不到预期的作用，反而会产生一系列的不良反应。因此，高血压患者最好的补钙方式是食补。最有效和常用的补钙食物是奶类及奶制品。这类食物不仅含钙丰富，而且容易被人体吸收。奶和奶制品还含有丰富的矿物质和维生素D，可以促进钙的吸收和利用。很多高血压患者往往同时伴有肥胖或血脂异常症（常称高脂血症)，在这种情况下最好饮用脱脂奶，可以减少脂肪，尤其是饱和脂肪酸的摄入。对于那些不喜欢喝牛奶或者对牛奶不耐受的人来说，可以多食用一些替代食物，如牡蛎、紫菜、大白菜、花椰菜、大头菜、青萝卜、甘蓝、小白菜等食品来补充钙。

相关知识链接

医药中的钙离子和饮食补钙有哪些差异

(1) 服用钙拮抗剂不会引起机体缺钙

对于高血压患者来讲，服用钙离子拮抗剂以及其他降压药会影响钙离子在人体内的分布，因此高血压患者在服用降压药物的同时更应该注意钙的摄入与吸收，以保持机体钙的平衡。钙拮抗剂的降压作用，是通过阻止钙离子进入细胞内发挥作用而达到扩张血管、降低血压的目的的，所以，总体来讲，钙拮抗剂只是影响细胞内外钙离子的分布情况，而并不会造成钙的丢失和缺乏。

(2) 利尿药与钙剂有不适宜性

利尿剂和某些治疗心律失常的药物容易和钙离子结合共同发挥作用，导致细胞内外钙、钠、钾等离子分布异常，出现一系列病症。因此患有高血压和心脏病的老年人，不可盲目地服用补钙药物，如果必须服用，应在医生的指导下服用。

4. 饮食节制，烹调有方

(1) 高血压患者应少食多餐

营养专家认为，少食多餐有益健康，饮食安排应少量多餐，避免过饱。少食多餐的人能更好地吸收热量，而体重一般不会相应地增加，有利于控制体重的增加；同时少食多餐还有助于降低血液中的胆固醇含量。较肥胖的高血压患者更应该吃低热能食品以控制体重。高血压患者每天摄入的总热量宜控制在 8.36 兆焦左右，摄入的主食以 150～250 克为宜，每天摄入的胆固醇不超过 300 克。

（2）忌油腻，宜清淡

清淡少盐的膳食有利于人体健康，烹调食物既不要太油腻也不要太咸，要严格控制动物类食品和油炸、烟熏食品的摄入。目前，我国城市居民油脂的摄入量越来越高，这是一潜在的健康隐患。世界卫生组织建议每人每日食盐用量以不超过 6 克为宜。我国居民食盐摄入量过多，平均值是世界卫生组织建议值的两倍以上。膳食中钠的来源除食盐外还包括酱油、咸菜、味精等高钠食品以及含钠的加工食品等。流行病学调查表明，钠的摄入量与高血压发病密切相关，钠的摄入量越高，高血压的患病风险就随之升高，因为钠的增加会使机体肾素、血管紧张素等升压物质增加，不益于血压的稳定和控制。由于钠盐很敏感，因高盐饮食而致的高血压占高血压患病人群的 10%，但又极不易识别，因而提倡日常饮食食盐不宜过多，并且应从幼年起就养成少盐膳食的习惯。口味偏咸只是一种习惯，是完全可以改变的。

5. 慎食“洋快餐”

快餐食品主要包括饼干、蛋糕、薯片（条）、三明治等，其中大多数以煎炸食品为主，是高脂肪、高能量的食品。过多食用快餐食品会因为摄入大量脂肪而导致体重增加，同时单纯食用快餐还容易导致维生素等营养物质的缺乏。洋快餐在加工过程中，多用油脂进行煎炸烹调，容易生成有毒物质。另外膨化型快餐食品中含有大量碳酸钠化合物，如果过多地食用此类食品，可以导致钠在体内的蓄积，进一步引发高血压。偏爱此类食品的儿童及青少年患病风险更大，因为他们的肾脏功能还没有发育完善，难以将过量的钠排出体外，因而儿童及青少年更应当少吃快餐食品。

※ 哪些食物可以降压

日常生活中主要的食品种类有谷物、果蔬、禽肉、蛋类以及海产品等。其中许多食物不仅可以补充人体所需要的营养物质，还有一定的药性成分，对于预防和控制高血压有一定的辅助治疗性作用。

1. 粗细搭配的谷物

谷类食物包括米、面、杂粮等，主要为人体提供碳水化合物、蛋白质、膳食纤维和B族维生素。其中杂粮营养丰富，是很好的保健食品。杂粮是指除水稻、小麦、玉米、大豆和薯类五大作物外的其他粮食豆类作物。杂粮种类多，包括高粱、燕麦、大麦、绿豆、赤小豆、芸豆、豌豆等，这些杂粮营养成分合理，氨基酸含量丰富，部分杂粮还含有特殊的营养素，是理想的安全健康食品。

一般成年人每天摄入谷类食物以250克～400克为宜，既可提供充足的能量，又可避免摄入过多的脂肪及含脂肪较高的动物性食物，对于预防高血压、心脏病等相关慢性疾病有一定的益处。

粗细搭配是指适当多吃一些传统上的粗粮或加工精度低的

米、面。粗粮是相对于精米细粮而言，有麦麸、小米、高粱、玉米、荞麦、燕麦、黑米、紫米、黄豆、赤小豆、绿豆、黑豆、芸豆等。粗粮含有丰富的不可溶性膳食纤维，有利于润肠通便，可以预防胃癌、肠癌等消化系统肿瘤。在主食摄入一定的前提下，每天食用85克的全谷食品还能减少糖尿病等慢性疾病的患病风险，糖尿病与高血压是一对孪生兄弟，常相互并存。因此，日常膳食提倡谷物类主食粗细搭配，高血压患者每天最好能吃50克以上的粗粮。

2. 营养丰富的果蔬类

《黄帝内经》中提出“五菜为充，五果为助”，说明饮食中蔬菜水果对于人体的重要性。蔬菜和水果中均含有丰富的维生素和矿物质，在日常饮食中两者缺一不可，不能相互替代。蔬菜种类多样，既经济又比一般的水果富含维生素C，有利于健康。而且蔬菜中还有大量的膳食纤维，可以润肠通便，预防消化系统肿瘤。水果不仅味道鲜美，食用起来也很方便，并且含有丰富的芳香类物质以及苹果酸、柠檬酸等有机酸，可以开胃消食、抗菌消炎，清除自由基。下面是一些对于降压有益的果蔬食品。

（1）芹菜

芹菜有水芹和旱芹两种，味甘、性凉、无毒。芹菜叶含芹菜甙、佛手甙内酯、挥发油、有机酸、胡萝卜素、维生素和糖类等，具有降压、镇静、利尿等作用，对高血压引起的头晕、头痛较为适用。家庭可以采用的小验方是，取鲜芹菜半斤，洗净，用沸水烫2分钟，捞出凉后切成细丝捣成汁，每天饮用两小杯，分两次饮用。

(2) 荠菜

荠菜含草酸、酒石酸、苹果酸、丙酮酸等有机酸，其所含有的精氨酸、天冬氨酸、脯氨酸、蛋氨酸、亮氨酸等是人体需要的氨基酸。此外，荠菜还含有钾、钙等无机物。荠菜味甘、性平，入足厥阴经，能健脾、利水、止血、明目，对痢疾、水肿、淋病、乳糜尿、吐血、便血、血崩、月经过多、目赤疼痛等病症有一定的辅助治疗作用。如果将荠菜的醇提取物注射到动物体，可以导致血压下降。浓度低于2%的干燥荠菜浸剂还有使血管扩张的作用。荠菜可以生吃、凉拌，烹调过程中不宜使用过多的油。

(3) 番茄

番茄含有苹果酸、柠檬酸等有机酸，并且富含维生素。每100克番茄中含钙8毫克，磷37毫克，铁0.4毫克，胡萝卜素0.31毫克，维生素C 11毫克，维生素$B_1$0.03毫克，维生素$B_2$0.02毫克和尼克酸0.6毫克等。番茄味道甘酸、微寒，能生津止渴、健胃消食。番茄中的化学成分番茄碱可以降低血清胆固醇，降低血压，而对心率无影响。番茄中含有的谷胱甘肽还具有抗衰老、防癌的作用。番茄不管是凉拌或烹炸，都不失为一种常见的营养食品。

(4) 木耳

木耳含糖量为32.5%，蛋白质5.3%，脂肪1%，木耳还含有丰富的矿物质和维生素。木耳味甘、性平，入胃、大肠经，能够凉血、止血，对肠风、血痢、血淋、崩漏和痔疮等病症有一定的辅助治疗作用。木耳所含有的腺苷可以降低血清脂质和血液黏稠度，防治高血压和动脉粥样硬化。木耳的食用方法很多样，可以和多种食物进行搭配食用。

(5) 海藻

海藻含有藻胶酸钠、粗蛋白、钾以及甘露醇等营养物质。海藻味苦咸、性寒，入肺、脾、肾经，可以软坚、消痰、利水、泻热。海藻提取物具有降低血脂、抗血液凝固、血液扩容等作用。海藻提取物在较大剂量（0.75g/1kg）时可以对麻醉动物进行明显持久的降压。较大剂量的藻胶酸钠也能使动物血压短暂下降。取海藻100克，煎水服用，有一定的降压作用。

(6) 海蜇

海蜇含有水、蛋白质、脂肪、碳水化合物、钙、铁以及碘等营养物质。海蜇味咸、性平，入肝、肾经，具有消热、化痰、消积、润肠等功效。海蜇生熟皆可食用，但不宜用白糖调味。

(7) 淡菜

每100克干淡菜中含水13克，蛋白质59.1克，脂肪7.6克，碳水化合物13克，铁24.5毫克以及钙等营养物质。淡菜味咸、性温，入肝、肾经，具有补肝肾、益精血等功效，可以缓解头晕等症。淡菜15克，焙干研细，用1枚松花蛋，蘸取淡菜细末，每晚1次，连服7天为一疗程，对高血压有一定的食疗作用。

(8) 大蒜

新鲜大蒜含有水、碳水化合物、蛋白质、脂肪、磷、钙、抗坏血酸以及核黄素等营养物质。大蒜味辛、性温，入脾、胃、肺经，能行滞气、暖脾胃、解毒、杀虫，对饮食积滞、脘腹冷痛、水肿胀满、痢疾、疟疾、百日咳、痈疽肿毒、白秃癣疮、蛇虫咬伤等具有一定的辅助治疗作用。大蒜制剂能减慢心率、扩张末梢血管、增加利尿、降低血压。此外，蒜油可以抑制动脉粥样硬化的发展。高血压患者可以在清晨空腹吃1~2个糖醋蒜头。

(9) 洋葱

洋葱含有硫醇、二甲二硫化物等气味物质以及柠檬酸盐、苹果酸盐、维生素等营养成分，可以抑制高脂肪饮食引起的血胆固醇升高、降低纤维蛋白溶解活性，可用于动脉硬化症的辅助治疗。对于高血压早期病人来说，既是一种美食，也是一种具有降压作用的保健品。

(10) 马兰头

马兰头味辛、性凉，入阳明、肺、肝经，具有凉血、清热、利湿、解毒等功效，对吐血、血痢、创伤出血、疟疾、黄疸、水肿、咽痛、痔疮、痈肿、丹毒以及蛇咬伤等具有一定的辅助治疗作用。将马兰头30克、生地15克，煎水服用可起到辅助降压的作用。

(11) 茄子

茄子含葫芦巴碱、水苏碱、胆碱等生物碱，果皮中含有茄色甙、紫苏甙等营养物质。茄子味甘、性寒，入脾、胃、大肠经，具有清热、活血、止痛、消肿等功效，对肠风下血、热毒疮痈、皮肤溃疡等有一定的辅助治疗作用。茄子中含有丰富的维生素E，维生素E有“抗衰老维生素”之称，具有抗氧化的功能。常吃茄子可以预防高血压、动脉粥样硬化、冠心病等疾病的发生。

(12) 香菇

香菇含有丰富的碳水化合物和矿物质，味甘、性平，入肝、胃经，具有益胃气和托痘疹等功效。香蕈中所含的香蕈太生和2R－羟基－4－（9－腺嘌呤基）丁酸具有降低血脂的作用。动脉硬化症、糖尿病和高血压患者连续服用香菇有效成分约4个月后，其血压、血脂均可以降低。香菇中的多糖及多肽类物质，可以抑制人体中的肿瘤细胞，香菇含有干扰素的诱导剂，这种诱导剂有利于加强人体的免疫功能，可以延缓中老年人的动脉硬化症的进展，对高血压起到辅助治疗的作用。

（13）金针菜

金针菜即黄花菜，味甘、性凉、无毒，其主要功用主治为利湿热、宽胸膈，对小便赤涩、黄疸、夜少安寐、痔疮便血等病症具有一定的辅助治疗作用。金针菜常用的食用方法是洗净后先在沸水中焯一下，然后凉拌或炒菜，经常食用可以利尿、降压。

（14）苹果

苹果主要含有蔗糖等碳水化合物以及醇类等芳香成分。苹果味甘、性凉，具有生津、润肺、除烦、解暑、开胃等功效。苹果中的糖分可以升高血糖，有明显的利尿作用，同时可以轻度抑制肾上腺素类激素的升压作用。多吃苹果可降压。现代医学已经证明，有世界四大水果之称的苹果，其中含有的钾盐可以将引起高血压的钠盐置换出来，并促进钠盐排出体外，从而起到降压的作用。每日吃1～2个苹果，有益健康。

（15）山楂

山楂含有柠檬酸、山楂酸以及糖类等营养物质。山楂味酸甘、微温，入脾、胃、肝经，具有消食积、散淤血、驱绦虫等功效，对吞酸、泻痢、肠风、疝气和小儿乳食停滞等病症具有一定的辅助治疗作用。山楂乙醇浸出物能使动物血压出现缓慢而持久的下降。在没有新鲜山楂的情况下，可以选择干山楂果实泡水饮用。脾胃虚寒者应慎食山楂。

(16）柿子

柿子含有葡萄糖、果糖以及碘等营养物质。柿子味甘涩、性寒，入心、肺、大肠经，具有清热、润肺、止渴等功效，对热渴、咳嗽、吐血、口疮以及慢性支气管炎等有一定的辅助治疗作用。注意，脾胃虚寒、咳嗽、疟疾等病患者不宜食用，另外柿子也具有降压的作用，但由于其中含鞣酸等物质，不宜空腹食用。

(17）金橘

金橘含有金柑甙，其果皮中含有丰富的维生素C。金橘味辛甘、性温，具有理气、解郁、化痰、化食等功效。金橘提取物是成药“脉通”的主要成分，常食用金橘可以有效预防高血压。

(18）西瓜

西瓜味甘、性寒，其功用主治为消烦止渴、解暑热，可以宽中下气、治口疮、治血痢等。其中西瓜子仁生食或炒食，在部分患者中有一定的降压作用。

相关知识链接

禽、蛋类食品

禽（肉)、蛋类食物是优质蛋白质、脂溶性维生素和矿物质等营养成分的主要来源。鸡、鸭等动物性食物含蛋白质较高，脂肪较低，产生的热量远低于猪肉。禽肉中含有的动物性蛋白质更能满足人体的需要，且赖氨酸含量较高，有利于补充植物性蛋白质中赖氨酸的不足。此外，肉类中含有丰富的铁，动物肝脏中含有丰富的维生素A、维生素B_{12}以及叶酸等营养物质。高血压患者不宜大量食用禽、蛋类，尤其是肥肉、鸡皮等脂肪含量较高的食物，同时需要注意的是有些脏器，如脑、肾等所含胆固醇相当高，对高血压血管动脉硬化患者更为不利。蛋类尤其是蛋黄中含有一定量的铅，长期大量食用容易造成慢性铅中毒。

3. 海产品类

海产品含有丰富的蛋白质和微量元素，且胆固醇含量较低，是很好的膳食选择。鱼类，特别是海产鱼所含不饱和脂肪酸还具有降低血脂和防止血栓形成的作用。其中的不饱和脂肪酸主要有二十二碳六烯酸（DHA）和二十碳五烯酸（EPA）。DHA和EPA具有抗炎症、抗栓塞和抗动脉硬化的作用，可以减少血小板凝聚，增加纤维溶解，降低血液黏稠度，延缓血管硬化。虽然高血压患者需要限制能量和热量的摄入，但是对海鲜食品不必过分忌口，只有某些严重肝肾功能损害的患者才应该高度警觉。对于一般高血压患者来说，只是注意以下细节即可。

① 贝类不宜生吃。正确的做法是将贝类食物先放在冰上，再浇上一些淡盐水，这样能有效杀死细菌。

② 尽量食用海水鱼，不要吃无鳞鱼，因为无鳞鱼脂肪含量较高。

③ 吃海鲜时不宜喝啤酒，否则会产生过多的尿酸结晶，使痛风、关节炎病症加重。

④ 虾类忌与某些维生素 C 含量丰富的水果同食。因为一种通常被认为对人体无害的砷（As^{5+}）类在维生素 C 的作用下能够还原为有毒的砷（As^{3+}）。

※ 高血压特殊人群的饮食指导

1. 青少年高血压患者如何科学配餐

(1) 合理膳食

青春期是人的第二个生长高峰，此时身体的生长发育需要大量的能量供给，但膳食结构一定要合理，否则不但会影响其能量和营养物质摄入，也会为今后的健康埋下祸根。青少年合理膳食的要点是：高蛋白、低脂肪、保证充分的钙和维生素。高蛋白质食物是指含有丰富优质蛋白质即人体必需但又不能自身合成的多种氨基酸成分的禽肉类、鱼虾类，还有部分谷物。低脂肪是指饱和脂肪酸含量较低的食物，主要是饮食中要限制肥肉、洋快餐、速食产品的食用。充分的钙和维生素，是青少年发育，尤其是骨骼生长的必要物质。牛奶不仅是蛋白质的重要来源，也是补充钙较好的食品。蔬菜、水果则含有丰富的维生素，可以满足人体需要。因此青少年膳食应在注意以上几点的情况下，全面均衡摄入营养物质，才能保证身体的正常生长发育，否则会由于摄入营养素不足或过多引发营养不良、动脉硬化、高血压等疾病。

(2) 适量户外运动

运动能促进身体生长，包括促进钙的吸收和骨骼的生长，其同时有利于控制体重，运动中能量的消耗可以阻止食物中摄入的大量脂肪在体内的堆积，从而从根本上减少了肥胖的发生。

（3）避免盲目“减肥”

出于各种原因，部分青少年，尤其是女孩往往会因为追求“骨感美”而选择盲目节食减肥。殊不知盲目节食会引起身体新陈代谢紊乱，免疫系统功能降低，引发低血糖、低血钾等病症，还会由于神经系统调节障碍而出现厌食症等更为严重的疾病。正确的减肥方法应该是科学合理控制饮食中高热量、高脂肪食物的摄入，同时增加体力活动，尤其是户外运动，从而保持身体能量摄入和消耗达到相对平衡，避免能量过剩而出现肥胖。

2. 高血压合并糖尿病患者如何计算营养成分

高血压常与糖尿病并存，是疾病中的一对“孪生兄弟”。对于高血压伴发糖尿病患者而言，科学合理的饮食是疾病控制的重要环节，因此合理地计算出患者的热能和营养成分，保证患者的合理配餐，应该是对于每一个患者的基本要求。具体测量、计算的方法如下：

（1）根据病人的体重类型正确计算出病人所需要的热能

体重类型可以分为胖、瘦和正常三类：超过理想体重20%以上者为肥胖，低于20%的为消瘦。在±10%之间的为正常。成人理想体重粗略计算公式为：身高（厘米）－105＝理想体重（千克）。超过或低于理想体重的公式：（实测体重－理想体重）/理想体重。

(2) 三大营养物质的计算

每千克标准体重每日所需热能供给量单位：千卡				
	卧床休息	轻体力活动中	等体力活动	重体力活动
肥胖	15	20～25	30	35
正常	15～20	30	35	40
消瘦	20～25	35	40	45～50

①蛋白质的计算：以身高－100，所得余数即为蛋白的供给量（克）。

②碳水化合物的计算：将总热能（千焦）乘以50%，再除以4千卡。

③脂肪的计算：将总热能减去蛋白质和碳水化合物所供热能，再除以9千卡。

举例说明：一个身高160厘米，体重为60千克的中等体力活动者。其理想体重为160－105＝55千克。其体重超过理想体重＝（60－55）/55＝9%，则此人为正常体重者。其全日所需热能为55×35＝1925千卡。需要蛋白质160－100＝60克，碳水化合物供给量为：1925×50%/4＝241克。脂肪供给量为：［1925－（60×4＋241×4）］/9＝80克。

(3) 每日三餐主副食分配的原则

糖尿病患者应该少食多餐，一日至少保证三餐，同时做到定时定量，切不可一日两餐。三餐主食量可以如下分配：早餐:中餐: 晚餐＝1:2:2，或三餐比例为1:1:1。每日就餐时间应该相对固定，各餐的时间不宜随意错后和提前，以保证胰岛素的分泌与代谢形成规律性。

（4）主副食应该合理与固定

每日应保证500克~750克的新鲜蔬菜，250毫升的牛奶等营养食品。

（5）简易饮食估算法

对于轻症或精确计算有困难者可以采取简易饮食估算法，即按照体力活动需要将主食固定。轻体力活动者摄入碳水化合物（250克~300克），中等体力活动者（摄入300克~350克），重体力活动者（350克~450克），占总热量的50%~60%。每日蔬菜量200克~750克，肉类150克~200克，豆制品50克，油脂类1~2勺。此方法仅适用于无严重并发症的糖尿病患者。如合并严重的高血压、心脏病以及肝肾损害者，应根据具体情况精确设计饮食方案。

（6）糖尿病人为何要进行体育锻炼

糖尿病患者在合理膳食的情况下，应做到戒烟少酒，加强体育锻炼，避免劳累以及改变其他不良生活习惯。适量的体育运动，可以促进肌肉组织中的糖的利用，从而降低血糖、减少尿糖，是糖尿病患者有效的治疗方法之一。根据患者情况，运动时间宜在早餐或午餐后1小时，运动量不宜过大。运动可以根据自身情况和爱好，选择多样的方式进行，但应该持之以恒。对于使用胰岛素或降糖治疗的患者而言，还应该防止低血糖的发生。总之，体育锻炼对于糖尿病患者，尤其是肥胖者，可以减轻体重、改善胰岛素的敏感性，有利于糖尿病的控制。

3. 妊娠期高血压疾病患者如何科学饮食

（1）摄入低钠、高钙、高钾饮食

钠与妊娠期高血压疾病的发生和进展都有着密切的关系，每天进食过多的钠，会导致周围血管阻力增大，血压升高。因此要避免所有含钠量高的食品，如食盐、咸菜、酱菜、速食产品、腌制品、熏干制品以及部分快餐食品，如比萨饼、薯条、油炸食品、膨化食品等。

（2）摄入高蛋白饮食

妊娠期高血压疾病，尤其是重度妊高征的孕妇，会因为尿中蛋白丢失过多而出现低蛋白血症，因此提倡其摄入高优质蛋白质，同时注意减少膳食中饱和脂肪酸的摄入，应保证饱和脂肪酸的供热能低于10%。

总之，孕妇应多吃鱼、肉、蛋、奶及新鲜蔬菜，补充蛋白质、维生素和铁、钙等无机物，少食偏咸、油腻油炸食物，并且加强孕期营养及休息。

戒烟、限酒、控制体重很重要

高血压是常见病、多发病，既是环境因素长期相互作用的结果，也与患者的生活行为、习惯有着密切的关系。除了不能克服的因素，如年龄、性别、地理位置等，高血压患者更应该注意的是改变不良嗜好，纠正不良行为，降低高血压的发病风险。目前医学研究显示，改变吸烟、饮酒和肥胖等行为因素，可以有效控制高血压疾病的发生和发展，所以健康的生活方式对每人都很重要。

※ 吸烟对血压有影响

1. 远离烟草是健康的开始

烟草危害是当今世界最为严重的公共卫生问题之一。世界卫生组织（WHO）认为，烟草依赖是一种疾病，并将烟草依赖列入神经精神疾病范畴。作为世界上最大的烟草生产国、消费国和受害国，我国约有3.5亿烟民，5.4亿被动吸烟者，其中男性吸烟率高达66%。如此庞大的烟民队伍的形成，不仅仅是因为人们对于烟草中成瘾成分的依赖，还受到周围社会文化环境的影响。在我国，吸烟的相关说法和理念已经逐渐形成被广大烟民所接受的“烟草文化”，其中包括很多不健康的观点，如饭后一支烟赛过活神仙、吸烟可以彰显个性和魅力等。甚至在有些时候，将香烟作为社交的手段，将递烟与接受点烟的过程作为交往联系的纽带，使得烟草这个“健康杀手”无时无刻不在危害着人类的健康，因此，远离烟草，就是走向健康。

2. 吸烟可以导致心脑血管疾病

吸烟有害健康，是心脑血管疾病的重要的危险因素。我国流行病学研究证实，每年死于烟草相关疾病的人数约为100万。吸烟可以增加高血压、恶性肿瘤、脑血管疾病、消化性溃疡等疾病的患病风险。目前的医学研究认为，这些不良影响主要是由烟草中所含的剧毒物质尼古丁所引起的。尼古丁能刺激心脏和肾上腺释放大量的儿茶酚胺，使心跳加快、血管收缩、血压升高。长期大量吸烟可以导致小动脉持续性收缩，血管内皮功能受损，久而久之形成小动脉硬化。吸烟也可以影响血脂代谢，升高胆固醇、低密度脂蛋白，降低高密度脂蛋白，加速动脉粥样硬化进程。

请看下面吸烟者用生命换来的教训。

罪恶的纸烟犹如匕首，直刺心脏，这是一个吸烟者的体会。那是某年春节后的一天，某人为了构思行文，频频吸烟提神，结果是通宵未眠。直到清晨，在手上的一支烟还没有燃尽的时候，他突然出现了左侧手臂的麻木与疼痛，但是这些症状持续一段时间后就自行消失了，因而并未引起患者的注意。大约一周后，有一天深夜，他因为难以忍受的胸闷和胸痛而从梦中惊醒，自己口服硝酸甘油也没有效果，于是立即到医院就诊，经心电图检查发现是多源、多型、频发室性早搏，紧接着又出现了广泛前间壁、高侧壁的心肌梗死。经过连续几天的全力抢救方才转危为安。后来经医生仔细询问和检查，发现他的心肌梗死很可能是由于香烟的有毒有害物质刺激心脏冠状动脉，而导致其痉挛引起的。待身体恢复后，他彻底戒烟了，之后再没有发生过心绞痛、心肌梗死。

3. 二手烟的危害不容忽视

烟草对于人体的危害，不仅存在于烟民中，更严重的是表现在众多被动吸烟（吸“二手烟”）的正常人群中。二手烟也被称为环境烟草烟，包括吸烟者吐出的主流烟雾和烟草燃烧直接冒出的侧流烟雾。每天吸入这种混合烟草烟雾达 15 分钟以上者，就属于被动吸烟人群。二手烟中约含 4000 种物质，其中 40 多种有毒物质与癌症密切相关。被动吸烟者和吸烟者的差别在于更多地吸取了烟草不完全燃烧形成的侧流烟雾。虽然主流烟雾和侧流烟雾所含物质的种类没有太大差异，但是其中的含量却相差甚远，例如侧流烟雾中致癌物亚硝胺的含量约为主流烟雾的 50 倍；氨的含量约为主流烟雾的 46 倍，一氧化碳的含量约为主流烟雾的 5 倍；苯并芘含量约为主流烟雾的 4 倍，另外焦油、烟碱、丙酮、二氧化氮、甲醛等含量也比主流烟雾中高。所以，吸二手烟的人和长期待在烟草烟雾环境中的人，往往比吸烟者本身承受更大的患病风险，主要表现在血管功能受损。环境烟草烟可以增加血小板聚集，加速血管纤维化，使血管内皮受损并加速动脉粥样硬化，从而直接对心脑血管系统造成损害。研究证实，吸二手烟者和吸烟者癌症患病风险大致相同。但是吸二手烟的受累人数更多，所以烟草控制行动中也要加大力度，保护正常人群不受环境烟草烟的伤害。

这是一个吸烟者的内心独白。曾经是一位孝子的他，多年一直侍奉在母亲身边。一日他的母亲咳出了带血丝的痰，他就慌忙将母亲送往医院检查。在医院的诊室里，医生面对母亲的胸部X线片子，说出了一个可怕的消息：是肿瘤。接下来医生询问病史，说道："肿瘤可能和吸烟有很大的关系，你妈妈常年吸烟吧?"他一愣，下意识地答道："我妈妈从来不抽烟。""那你们家里是不是有人抽烟啊?"医生接着问道。他又愣了，多年来一直是他和母亲相依为命，而自己就是一个"大烟鬼"。医生惋惜地说："被动吸烟，也就是吸二手烟的危害程度往往不比吸烟者本人承受的风险低啊。"他一时语塞，想不到每天的几支烟竟能夺走自己至亲的生命，想不到那吸烟时的一时潇洒竟能让自己的母亲患上肿瘤。这是这位孝子心中永远的痛。

4. 不敏感人群也应该戒烟

目前医学研究显示，吸烟者造成的各种疾病，尤其是心脑血管疾病的危害甚为严重。但是现实生活中也确实存在部分长期吸烟者对于烟草毒害作用反应性不强，以致出现某些烟民老年痴呆患病率甚至低于正常人群以及戒烟者体重迅速增加的现象，目前的医学研究还不能阐述清楚其中的原因，所以这也成为部分烟民逃避戒烟的理由和心理的宽慰。然而我们应该明确地认识到，人们对于烟草的敏感性是不一样的，至于哪些人是烟草的高危人群也难于界定，所以烟民不应该盲目地将自己归属为不容易被烟草

“毒害”的人群。对于任何人来讲，自觉地戒烟完全是有益的。

※ 怎样戒烟效果才好

吸烟严重损害身体健康，戒烟是十分必要的。从医学角度讲，戒烟是一项综合药物和心理等多方面行为的矫正和改善。首先，由于烟草中含有一类成瘾性物质——尼古丁，尼古丁造成长期吸烟者对其有一定的依赖性。平时想抽烟，一旦戒烟不仅会出现烦躁、焦虑、抑郁等不良情绪，还会产生一系列的生理反应，如头晕、头痛、心率下降以及激素分泌异常等戒断症状。这种不良反应在初期戒烟者身上表现得尤为突出，其成瘾性在某种程度上大大地挫败了烟民戒烟的欲望和信心。其次，传媒对于烟草的不利宣传，周围亲人朋友吸烟的影响以及借用烟草进行人际交往等社会环境，都不利于烟民戒烟。因此在为吸烟者制订戒烟方案的同时，应考虑到心理辅导、药物辅助两个方面的措施。

1. 宣传教育很重要

对于烟民，尤其是无尼古丁依赖的吸烟者，首先要向其宣传吸烟的危害性，创造条件使其认识到戒烟的必要性，从而坚定他们戒烟的信念。这种对于烟民的劝说，尤其是针对患者个体的身体健康状况、经济状况以及身份而进行的戒烟教育，对于烟民的戒烟行为和心理调节有着很重要的作用。遗憾的是，相当一部分吸烟者仅仅通过这样劝诫的方式往往达不到成功戒烟的目的。因此在此基础上，还需要向专科医生请求药物辅助治疗。

2. 药物能够辅助戒烟

目前常用而又有效的药物戒烟方法是尼古丁替代疗法。尼古丁替代疗法主要是通过尼古丁替代物来减轻生理上的戒断症状。戒烟中逐渐降低所给的尼古丁剂量，从而使戒烟过程顺利完成。常用的尼古丁制剂有尼古丁经皮贴片和尼古丁口胶二种，尼古丁喷剂尚处于试验阶段。其中经皮贴片中的尼古丁经皮肤稳定吸收并在体内维持一定的水平（约可达到吸烟时的50%）。贴片一般需用8~12周，前4~6周用足够剂量的尼古丁来减轻戒断症状，后4~6周将贴片中尼古丁剂量逐渐减少直至停用。尼古丁经皮贴片不良反应很小，常见的只是对皮肤的刺激，可能会造成局部皮肤红肿，但并不影响更换部位继续用药，少数使用经皮贴片者出现皮肤过敏反应者，应该停用。

尼古丁口胶可以在咀嚼过程中缓慢释放尼古丁（咀嚼20~30分钟，可以释放约90%的尼古丁）。建议使用时间为3个月，但相当一部分戒烟者需要使用更长的时间。尼古丁经皮贴片和尼古丁口胶有时可以联合使用，那样效果会更加显著。不同尼古丁制剂的戒烟效果有所不同，但一般而言，尼古丁替代疗法可以使戒烟成功率较未用药时提高1倍以上。有研究显示，近40%的使用贴片者在2周后成功戒烟，而不使用贴片戒烟者仅为13%。使用尼古丁替代疗法要注意两个问题：一是应与其他戒烟方法联合使用；二是警惕长期使用尼古丁制剂亦有可能导致尼古丁成瘾。此外，可以考虑使用有一定疗效的药物，如抗抑郁药、抗焦虑药等进行对症性治疗。

3. 戒烟方案细则

主要原则		具体措施
制定戒烟总体规划	制定完成戒烟的日期	吸烟有害自身的健康
	了解烟草的危害	吸烟危害亲朋的健康
	列出戒烟的理由	吸烟造成经济损失
减少吸烟量	不随身携带烟草	尽量不抽烟
	必要时用药物辅助	坚持体育锻炼
	放松心情	听音乐、看电影
	丰富生活乐趣	园艺、做家务
随身携带低能量零食替代烟草	无糖口香糖	坚果
请他人监督	和亲朋约定戒烟计划	和其他烟民一起戒烟
	避免接触烟草环境	

※ 大量饮酒有损健康

1. 大量饮酒是高血压发病因素之一

在千年的文明进程中，酒已经不仅是一种物质饮品，同时也被赋予了丰富的文化精神内涵。“李白斗酒诗百篇”“一杯未尽诗已成”，吴道子醉后成画，怀素酒醉泼墨，张旭大醉下笔成狂草，酒在人们的心中已经同一些雅致豁达、狂傲不羁的生活品位紧紧联系在一起了，所以饮酒者颇为众多。随着酒品加工业的发展，酒的酒精含量有所改变，不再是远古时代采百花而酿制的“低度酒”，现在市场上很大一部分的酒品是高度数的烈酒，十分不利于人体健康。而且现实中相当一部分人饮酒不再是诗词唱和、吟诗作赋的间歇缓慢地饮，而是大杯痛饮烈酒，这种饮酒方式会导致人体血液中的酒精浓度骤然升高，不利于机体代谢。

众多医学研究已经证实，中度以上饮酒是高血压的发病因素之一。饮酒量越大，饮酒时间越长，其高血压及其他心脑血管疾病的患病风险就越高。饮酒量的大小与高血压患病率及血压水平呈正比关系，血压水平及高血压患病率，随饮酒量的增加而升高。研究还发现，中度以上和大量饮酒者与不饮酒者相比，其血压值显著升高，酗酒者高血压患病率比正常人大约高40%。如果每日饮白酒增加100克，高血压发病的相对危险就会增加19%~26%。

临床上曾接诊过这样一位中年人，朋友告诉他，饮酒可以扩张血管，使血压下降。他信以为真，开始饮酒，过了一段时间，他发现自己的血压值确实有所降低（这就是有些研究报告中所提到的：少量饮酒可以降低血压），于是他不加控制地大量饮酒了。随着时间推移，他的酒性成瘾，酒量也逐渐加大，自认为既品尝了人间美酒，而且还调节了血压。一日朋友聚会，他十分高兴，推杯换盏中不知不觉多喝了几杯，突然间他感觉说话不利索，想说的话就是说不出来，于是踉踉跄跄地去了洗手间，走到半路突然摔倒在地。被送往医院抢救，经医生诊断，他患的是“脑出血”。不幸中的万幸是性命保住了，可是却遗留下了终身的残疾，他本人后悔莫及。这一惨痛的教训告诉我们，饮酒降压不可取。饮酒不仅可以促发脑血管病，还会对肝脏造成损害，导致肝硬化、肝腹水以至于肝脏恶性病变等不良结果，是令人触目惊心的。

2. 不要轻信少量饮酒可以降压的说法

因为研究结果不一致，所以对少量饮酒可以降压的观念，医学界有两种不同的认识。一方面，有研究表明，少量饮酒有利于防治高血压。美国对大约 1.2 万名男性的健康调查发现，每天喝上 1 ~2 小杯酒，能提高血液中高密度脂蛋白的含量，降低血液黏稠度，减缓动脉硬化进程。另一方面，有研究认为，即使是少量饮酒，也会增加数年后高血压等疾病的患病风险。日本在男性饮酒和高血压病的发病风险的研究中发现，即使是少量饮酒也会增加研究对象 10 年后的高血压患病风险，而且这种患病风险，不受研究对象的年龄、体重指数等因素的影响。这两方面结果的不一致性，导致人们对待日常少量饮酒的意见出现分歧。在目前尚不明确少量饮酒对于高血压影响的情况下，我们提倡尽量不饮酒，或者饮用少量的葡萄酒等度数较低的酒。

※ 高血压患者应限制饮酒量

限制饮酒是指可以不饮酒者尽量不饮酒，一时难以戒酒者则减少酒精的摄入量。有研究表明，限制饮酒是防治高血压的有效措施。大量饮酒者在减少饮酒量以后能使收缩压下降 4 ~8mmHg，还可以使舒张压有所降低。酒精会降低降压药物的疗效，不适于高血压患者饮用。大部分高血压患者每日都要服用各类降压药，尤其是服用利血平药物的患者更不宜饮酒，否则会造成血压迅速降低，甚至危及生命。高血压患者限制饮酒可以选择以下方法：

1. 尽量选择葡萄酒

酒类饮品种类很多，其中白酒酒精含量较高，会加重肝脏“解毒”负担；啤酒中含有大麦芽，大量饮用会造成肥胖。葡萄酒酒精含量较低，并且营养素含量丰富，特别是还含有槲皮酮植物色素等抗氧化成分，可以改善血管弹性，有利于健康。据报道，每天饮用3～4杯葡萄酒就可以使衰老的速度下降80%。因此推荐高血压患者每天饮用50～100毫升葡萄酒，若患者伴发糖尿病，则可以选择含糖量小于0.5%的干红葡萄酒。

2. 饮酒量不宜过大

酒类饮品在人体内是通过肝脏来代谢的，而肝脏的代谢能力大约为每1千克人体体重可以代谢1克酒精，即50千克体重的人，其肝脏每天最多可以代谢50克酒精。因此，饮酒量不应过大，一般情况下，每人每天饮白酒不得超过50克，啤酒一天不得超过1瓶，米酒或黄酒类一天不超过250克，葡萄酒一天不得超过100克。

3. 选择好饮酒时间

选择饮酒的时间十分重要，一般空腹、睡觉前、情绪激动或者患病期间不能饮酒。根据人体的生理特点，下午饮酒对器官的损害程度相对较小，因为下午胃分泌的分解酒精的酶类不活跃，不会导致酒精的快速吸收，血液中酒精的浓度不会立即升高，从而可以减少对人体的损害。

※ 肥胖导致高血压

肥胖的流行是我们目前极度关注的一个重大的公共卫生问题，肥胖与高血压、冠心病、卒中等一系列的疾病密切相关。肥胖的直接原因是机体摄入能量过剩，导致能量与脂肪组织蓄积。除了体重外，肥胖的测定指标还包括腰围、臀围、腰臀围比，其界定的标准如下：

1. 体重的分级标准

根据世界卫生组织的统一定义，按照 BMI 系数，体重可以分为 4 级：BMI < 18.5 kg/ m^2 为消瘦；18.5 ~ 24.9 kg/ m^2 为正常；25.0 ~ 29.9 kg/ m^2 为超重；≥30.0 k g / m^2 为肥胖。根据中国肥胖问题工作组对中国成人 BMI 分类标准进行分组则是：低体重（BMI < 18.5 kg/m^2）；正常体重（18.5 kg/m^2 ≤ BMI < 24 kg/m^2）；超重（24 kg/m^2 ≤ BMI < 28 kg/m^2）；肥胖（BMI ≥ 28 kg/m^2）。高血压患者应尽量将体重控制在正常范围之内。

2. 肥胖导致高血压与脂肪分布有关

中国居民中男性腰围超过 85 厘米、女性腰围超过 80 厘米即为肥胖的高危人群。

高血压是肥胖的常见并发症。肥胖影响血压的确切原因目前尚未完全明了，但可以确定的原因有血容量和心输出量增加、伴有高胰岛素血症或体内水钠潴留、神经内分泌调节紊乱以及细胞膜协同转运功能缺陷，即钠－钾泵活性异常。

肥胖导致高血压还与脂肪的分布有很大的关系。研究表明，中心性肥胖，即人们常说的腹型肥胖，与高血压关联更为密切。人群统计资料表明，较高的体重指数是血压升高的独立危险因素，体内脂肪每增加10%，人体的收缩压与舒张压相应大约升高0.180kPa和0.153kPa。随年龄与体重的增加，高血压的患病风险也会相应地增加。美国对2460名在校学生的血压调查发现，肥胖儿高血压的患病率为33%，是非肥胖儿高血压患病率的3倍，肥胖儿全天都存在着血压升高的现象，并以单纯性收缩压增高为主。我国上海和北京地区的研究也证实，肥胖组血压值明显高于正常对照组。其中北京地区13岁肥胖少儿高血压患病率为14.13%，比同龄非肥胖少儿高出近2倍。

※ 控制体重是防治高血压的有效措施

在预防高血压的干预项目中，控制体重尤为重要。控制体重和减少肥胖的有效措施包括有氧运动和合理营养两个方面。

1. 如何进行有氧运动

体力活动是指任何由骨骼肌收缩引起的导致能量消耗的身体运动，主要包括三大类：工作劳动、交通活动（如往返于住址和工作地点的运动）和业余时间的体力活动。体力活动可以降低血压和血脂，减少血小板聚集并激活纤溶系统，能有效防止动脉硬化和血栓的形成。体力活动还可以减轻体重，防止肥胖的发生，有利于各种慢性疾病的预防和控制。在个人工作强度不变的情况下，业余时间的体力活动时间和强度的选择就成为人们健身的重点。单纯的工作劳动不能代替休闲时间的体力活动和体育锻炼。锻炼是以活动为主，脑力放松的适度的健身活动，而工作中的体力消耗更多的是伴有精神高度紧张的体能消耗，两者不能相提并论，更不能相互代替。相关专家将业余时间的体力活动程度进行了详细的划分。目前较常见的是将业余时间的体力活动按照程度分为三级：轻度、中度和重度。其划分标准为：轻度几乎是完全无活动的，例如阅读、看电视或做一些轻微的非中重度体力活；中度体力活动为每星期体力活动时间少于 4 个小时，如散步、骑自行车等；重度体力活动为每周超过 3 个小时的重体力活动，例如跑、慢跑、游泳、沉重的园艺或每周数次参加定期锻炼或体育竞技活动等。

业余时间的体力活动强度不宜过大，频率不宜过高，而且要求活动类型尽量是有氧运动。

所谓有氧运动，是指在氧气充足的情况下进行的运动和锻炼。有氧运动在国内外之所以成为健康运动的热点，是因为它可以全面调整人的身心健康。有氧运动是治疗肥胖的最有效的方法。有氧运动可增加机体热能消耗，促进脂肪分解，减少脂肪蓄积，对轻度肥胖者可单独发挥治疗作用。同时有氧运动可以增强和改善心肺功能，预防骨质疏松，并且调节人的心理和精神状态，有利于身心健康。有氧运动的运动量，通常以运动时每分钟的心率为判断标准，一般情况下心率为150次/分钟时，机体可以最大程度地充分利用摄入的氧气。也可以通过简便的计算方法，即运动时每分钟心率 = （220 － 年龄）×70%，这样可以粗略计算出运动者应该达到的最佳心率。为了有效控制体重，防治高血压，业余时间应适当增加有氧运动，比较适宜的方案是每天运动1小时，每周运动3～5次，并长期坚持。中老年人有氧运动的活动包括：慢跑、游泳、身体对抗性不强的竞技球类，如乒乓球、门球以及适宜自身健康情况的郊游爬山等项目。例如，70岁的健康老年人运动时的最佳心率为105次/分。

即使是进行有氧运动，也要注意运动量要适度，特别是高血压患者，更不应快速减肥，短时间内进行超量的剧烈运动，因为超负荷的运动会损伤运动系统的肌肉骨骼等组织，也会使得血压值反常升高，有违当初降压减体重的初衷。运动应该循序渐进，从较小的运动量开始，逐渐增加，每次运动至身体舒适、微微发热但未大量出汗的时候较为适宜。年轻人可以稍微增加运动量，但是也应该以没有疲劳感为佳。

2. 减体重应科学配餐

减体重的膳食应为低热量饮食，使总摄入热量低于消耗量，这样才可以减轻体重。低热量饮食指每千克理想体重给予热量42～84千焦。食物中应保证适量含必需氨基酸的优质蛋白质和鱼虾等海产品。脂肪摄入量应严格限制，同时应限制钠的摄入，以免体重减轻时发生水钠潴留，并且对降低血压及减少食欲有好处。

膳食中还应该适当增加蔬菜、水果，既补充维生素和多种矿物质，还可以引起饱腹感以减少其他食物的摄入。另外，不应该盲目地节食减肥。单纯地节食减肥，只会因为营养物质摄入不足而造成营养不良，并不能科学地减轻体重。即使是健康的中老年人，其消化功能也会有所减退，因此应每日少食多餐，每日进餐次数为3～4次。主食成分要多样化，每人每天应摄入250克～400克；每天应摄入的蔬菜和水果分别为300克～500克和200克～400克；鱼、禽、肉、蛋等动物性食物每天应摄入125克～225克（鱼虾类50克～100克，畜、禽肉50克～75克，蛋类25克～50克）；每天应吃相当于鲜奶300克的奶类及奶制品和相当于干豆30克～50克的大豆及制品。每天使用的烹调油不得超过30克，食盐不超过5克。

3. 正确判断自己是否肥胖

关于肥胖的科学的定义是指体内脂肪蓄积而不单单是体重的增加。正确的减肥方法是通过减少热量摄入，增加能量消耗，来实现消耗储存的过多的脂肪的目的。有的人虽然体重超标，但是体脂并不多，而只是拥有比常人更多的肌肉，这样的人是没有必要减肥的。

如何判断自己的体重和脂肪的比例呢？最简单的方法是，面向镜子，对照一下自己是属于上半身胖的苹果形体形，还是属于下半身胖的梨形体形。相对而言，梨形体形对人体不会造成明显危害。苹果形体形的人，由于上半身脂肪的堆积会引发炎症，增加各种慢性疾病的患病风险。因此苹果形体形的人更应该积极减肥，这样对健康十分有利。

相关知识链接

高血压有哪些危险信号

在高血压患者中有一半以上的患者没有明显的临床症状，尤其是在患病早期，症状长期隐蔽，使患者掉以轻心，即使有轻微的临床症状出现，如头痛头晕时，患者常以工作劳累紧张为由给予解释和放弃，甚至还有部分患者症状明显反复发作也并不给予重视，直到高血压症状和血压水平严重影响身体机能时，才到医院去进行诊断与治疗。据1991年我国高血压患者的知晓率仅为26.3%，服药率为12.1%，控制率为2.8%（城市4.1%，农村1.2%），因此及时在早期发现和确定高血压患者是十分必要的，其方法包括：血压的自我监测和测量，及早地洞察和发现高血压患者患病的蛛丝马迹即临床的症状与体征。

1. 高血压头痛

高血压引发的头痛多发于枕后部或颈部，是高血压早期的一种症状。这种头痛的特点为：血压升高刺激脑血管异常扩张，引起周围神经反射，引发头痛，疼痛性质为中等胀痛或搏动性头痛，头痛程度并不很剧烈。头痛发作的时间以清晨为多，起床后活动可减轻，中老年人可以有全头痛。颈部特征为常感到脖子僵硬不适，同时腰背酸痛，同时常伴有头晕、眼胀、失眠、健忘等症状。如一旦发生剧烈而持续的头痛、血压骤升，很可能是脑血管意外的先兆，因引起高度的重视，要及时到医院进行诊治。

2. 阵发性眩晕

眩晕是一种主观的感觉异常。眩晕的发生常常在快速转换体位，转动头部时发生，出现头重脚轻闭目可止的情况。究其原因有两种，一是长期高血压患者，其血管弹性变差，血液黏稠度增强，影响了血液流通；二是早期高血压的先兆，是植物神经不稳定造成的结果，临床上要注意的是，要和颈椎病引起的眩晕、颈性高血压以及椎基底动脉供血不足引起的短暂性脑血管病发作进行区别，以便明确病因，有针对性地采取治疗措施。

3. 严重的失眠和健忘

老年人常表现出的记忆力减退和高血压造成的健忘症是有区别的。老年人衰老的原因是不同程度存在着脑动脉硬化症的改变，老年高血压患者可表现为健忘、嗜睡，即便是白天，坐下就可以入睡打呼噜，记忆力明显下降，说话时张冠李戴，拿着钥匙找钥匙，如我们形象所描述的“近事记不住（近期记忆力减退），远事特清楚（小时候的事情记忆犹新），坐着就打盹（看电视内容记不住），躺下睡不着（失眠早醒，表现为入睡困难、上床后翻来覆去，五心烦躁，这样的人多有焦虑、紧张等情绪）”。此外，还有睡眠间断的问题，如睡眠中稍有动静就会惊醒，特别是有家庭矛盾时或患有消化不良者，深夜两三点钟醒来难以入睡，醒后头重脚轻、情绪波动。以上这些症状的出现，很可能是患者已经存在着不同程度的脑动脉硬化以及高血压，使大脑缺氧，导致大脑功能紊乱，影响机体睡眠－觉醒中枢，而导致失眠、健忘和记忆力减退。

4. 鼻腔和眼结膜无原因的出血

鼻腔和眼结膜出血常与高血压病有关。除了眼结膜出血的常见原因外，如剧烈的咳嗽、便秘、急性的眼科病症及糖尿病和血液系统疾病等。眼结膜出血也可能是高血压所致的。鼻腔如在无明显外伤诱因的情况下，频繁的血多是高血压的先兆，与机体长期的高血压、动脉的硬化密切相关。

5. 肢体麻木

高血压患者常因血管舒缩功能紊乱或动脉硬化而导致肢体局部供血不足，产生肢体的麻木症状。病人的感觉是手指、足趾的麻木和僵硬，还可以感到皮肤有蚁行感或项背部肌肉的酸痛。祖国传统医学认为，麻木多因气血的亏损或肝风内动及湿痰淤血阻络所致，以上症状的出现与血压的升高有关，也可能是糖尿病引发的末梢神经炎后遗症的表现，要引起高度警惕的是，部分脑卒中的患者，其首发症状也是肢体的麻木和运动障碍，病人切不可掉以轻心。

运动降压有良方

生命在于运动。体育运动可以稳定人的中枢神经、调整血压。特别是积极、适量、有效的体育运动能提高内分泌、骨骼等多个系统中降压物质的含量，扩张周身血管，对高血压起到积极的辅助治疗的作用，是“非药物治疗”的一项有效的措施。针对高血压高危人群的特殊性，通过运动降压有自身的特点。首先必须了解自己的身体健康状况，尤其是心肺功能和运动系统的功能，如有心律失常、心绞痛、肺气肿、哮喘等病症，应该尽量避免剧烈运动，并随身携带备用药物以免发生意外。简单评测心脏功能的方法是：停止运动 5 分钟后，看看运动者心率是否能恢复至运动前的水平。若不能恢复到运动前的水平，则表明心脏功能不能承受如此大的运动强度。这里所介绍的运动项目均结合了中老年人的特点和运动辅助降压的可行性，既有传统医学的理论，也有西医的实践基础。

※ 哪些传统健身运动可以降压

1. 行走健身十六节

本书所介绍的“行走健身十六节”，是根据导引健身法和现代医学理论，结合多年的操练实践总结出的，简便易行的实用健身操。如果能够在日常生活中坚持锻炼，对于中老年人的身心健康、慢性疾病的缓解与恢复，尤其是平稳降血压有着积极的作用。

（1）健身操的特点

①行走是人体活动之必须，走路是人的第一大运动。人如果没有一定运动强度的行走距离，会严重影响其健康状态。体态不健美、肚子像皮球（腹部肥胖）、手臂像猿猴（手臂纤细）是一种很不健康的体态。“行走健身十六节”强调在慢步行进中结合肢体的运动，使两者相互协调相互配合，既弥补了以往慢走中的单调性，又能够使行走与肢体的活动保持一致，能够锻炼肢体的柔韧性和协调性。

②“行走健身十六节”是在自然环境中完成的，达到了人与自然的融合。练习时最好选在空气清新、含氧量高的水边或树木茂密的地方，尽量避开周边的嘈杂环境的影响，让大脑放松、愉快，真正达到人和自然的和谐相处。

③继承祖国传统医学经络学说的精华。依据传统医学“背为阳，腹为阴”的理论，结合现代医学解剖生理学的概念，合理地编排健身操的动作顺序，每一个动作都有歌诀，指出姿势的要点，降低了学习难度。

④练习的节拍与时间安排。每节操以两拍八节为一式，重复的次数和动作的到位程度可根据每位操练者的身体承受能力进行安排，逐渐做到动作到位、时间到位，完成动作的时间一般控制在 45 ~ 60 分钟之内。

⑤每节操的动作要求。练习时动作应该轻松柔和，运用太极

拳中的柔和缓慢的意念，而不是单一地使用力量。做上肢动作时，下肢的步伐与之相适应，行走中上、下肢动作要保持一致。这样有益于提高中老年人的柔韧性。

总之，"行走健身十六节"简单易行，便于掌握，适合于中老年人操练，如果能坚持和循序渐进地进行训练，对于增强机体健康、调节血压水平是十分有益的。

（2）"行走健身十六节"的练习方法和步骤

① 双手托天理三焦

操练步骤：起式：自然站立，两脚间距与肩同宽，双臂自然垂放。第一拍：左脚前行一小步，双手十指交叉，手臂伸直下压。第二拍：交换右腿，右脚向前迈出一步，同时双手反掌高过头顶，做掌心托天之状，头上仰 45 度。第三拍：换腿，左脚迈出，双臂平举，掌心向下。第四拍：收腿。两脚并立，双手放下，自然垂于腿部外侧。恢复起始姿势，重复一次，可做 8 拍。

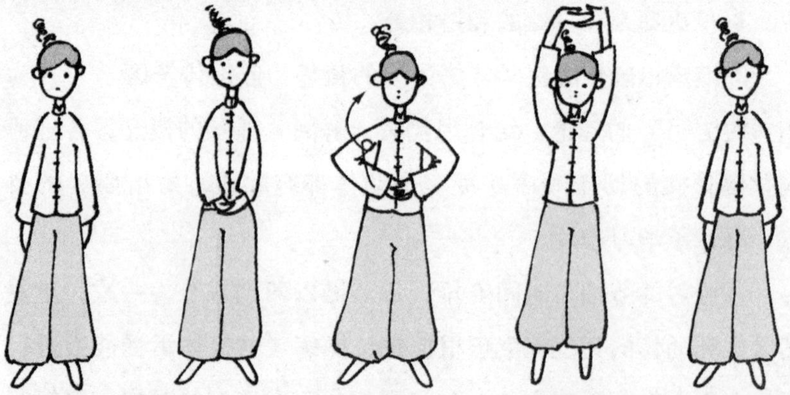

此节操练的目的：举臂托天能够达到三焦脏腑功能合理的兴奋和抑制，对消化系统和失眠等慢性疾病起到辅助治疗作用。中

医的三焦为上焦心肺、中焦脾胃、下焦肾与膀胱。三焦的功能主要体现在分别清浊、调节水液代谢以及排泄糟粕。同时举臂、昂头的动作能使颈椎进行有效运动，从而能够改善颈椎的生理功能，有利于椎动脉的血液循环。

②左右开弓射大雕

操作步骤：起式：自然站立，两脚间距与肩同宽，双手空心握拳。第一拍：左脚上前，左臂屈曲外伸，右臂平伸状如拉弓，同时目视右侧。第二拍：双臂自然放下，紧接着右脚迈出，右臂屈曲外伸，左臂平伸状如拉弓，同时目视左侧。依次重复，可做8拍。

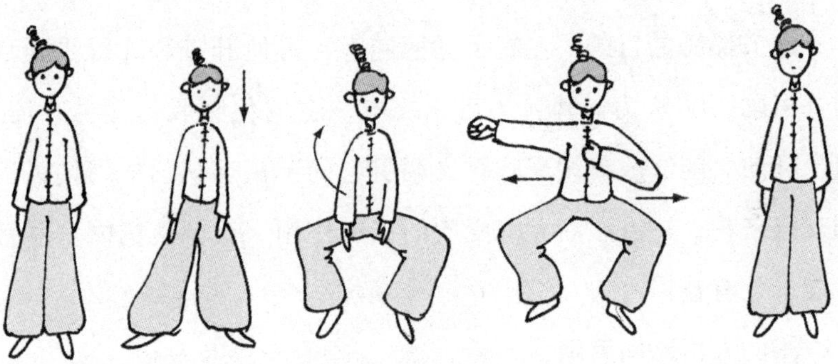

此节操练的目的：左右开弓，呼吸随着肢体的协调运动自行进行，用以开张肺气，使从自然界吸入的气与脾胃消化所得的水容精气相互结合。此节动作能够锻炼肩臂力量，舒展胸廓，扩大肺活量，可抵御和预防呼吸系统的疾病。

③调理脾胃需单举

操练步骤：起式：自然站立，两脚间距与肩同宽，双臂自然垂放。第一拍：目视前方，左脚前行，右脚借助蹬力保持平衡，右手直伸向上约45度；同时左手下压，向后45度。第二拍：双臂回位，自然下垂。紧接着右脚前行，举左手直伸向上约 45 度；同时右手下压，向后 45 度。依次重复，可做 8 拍。

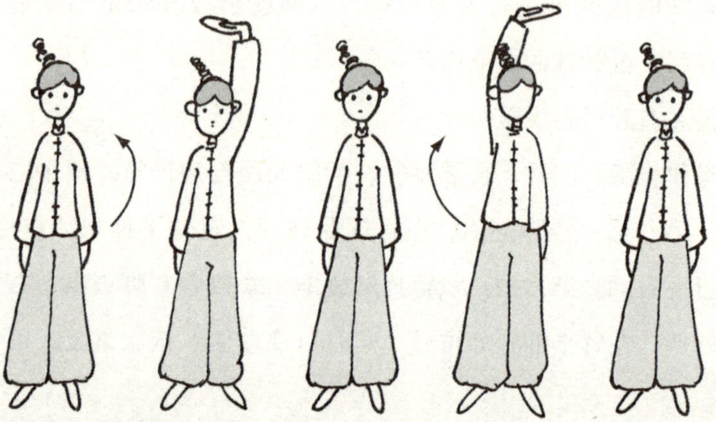

此节操练的目的：左右手互换向上，可使肝脏和脾胃受到牵引。祖国医学认为，脾胃为后天之本，主消化吸收，脾主升清，胃主降浊，能够改善调理脾胃失调引起的不良症状。从现代医学的观点来看，还有激活大脑皮质的兴奋作用，对调整机体多器官机能十分有益。

④仙人指路向后瞧

操练步骤：起式：自然站立，两脚间距与肩同宽，双臂自然垂放。第一拍：左脚前行，右手半握，食指伸出，手臂前伸 45 度；左手半握，食指伸出，手臂后伸 45 度，头部缓慢转向左手指尖。第二拍：双臂收回。右脚迈出，左手半握，食指伸出，手臂前伸 45 度；右手半握，食指伸出，手臂后伸 45 度，头部缓慢转向右手指尖。

此节操练的目的在本节主要是肢体和视觉的运动，具有调节机体五脏（心肝肺脾肾）的功能，同时颈部肌肉的侧伸可以很好地缓解颈部小肌群的紊乱症状，达到促使内脏功能兴奋与协调和松弛颈椎周围肌肉的目的。

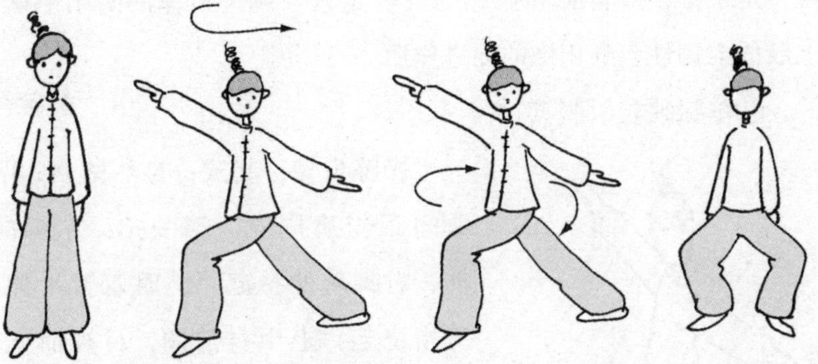

⑤交叉握手练腕力

操练步骤：起式：自然站立，两脚间距与肩同宽，双臂自然垂放。第一拍：左脚前行，右手反手压左手，十指交叉，掌心相对，双手臂伸直置于下腹部。第二拍：迈右脚，手臂内曲，自胸前翻转伸直，目视前方。依次重复，可做8拍。

此节操练的目的：训练上肢指腕和前臂的肌群力量。现代人的书写动作和计算机操作均以腕部内屈为主，易造成疲劳和损害。此节的操练可以让腕部和前臂肌群充分舒展，预防腕关节损伤。操练如果暂时不能够完全一步到位，平伸呈弯曲状，可以循序渐进地练习，直到达到手臂平伸的状态。

⑥倒背观音肩背舒

操练步骤：起式：自然站立，两脚间距与肩同宽。第一拍：双手手掌相合向下置于背后，迈左脚，双手腕翻转，掌跟沿脊柱上推达到肩胛处。第二拍：迈右脚，手掌分开分别置脊柱两侧，用手掌面下推至臀部。第三拍：左脚向前，双手掌相合置于颌下。第四拍：双手掌分开，手掌面贴身体，缓慢下推至大腿根部。依次重复，可做 8 拍。

此节操练的目的：此动作的完成依据背部膀胱经和胸部之阴经行走按推，对督脉和任脉的巡经走穴、调理机体的阴阳平衡、上肢的柔韧性起到积极的促进作用。

⑦单腿独立似燕飞

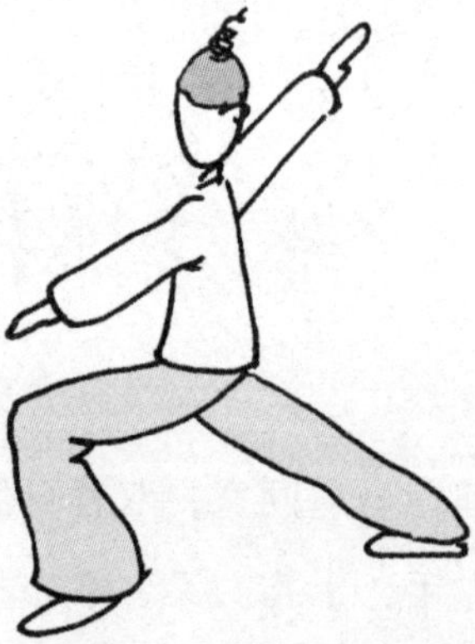

操练步骤：起式：自然站立，两脚间距与肩同宽。第一拍：左脚向前，右脚后伸抬起。同时双臂平伸，五指跷起，上半身前倾，目视前方。第二拍：站平稳后再交替右脚。右脚向前，左脚后伸抬起。同时双臂平伸，五指跷起，上半身前倾。依次重复，可做 8 拍。

此节操练的目的：对于保持肢体的平衡和调节小脑协调能力有良好的作用。“人老先老脚”，人体的下肢肌群丰富，需供血充足。本节操可以积极有效地锻炼四肢，减缓老年人平衡机能的减退，以避免跌倒。

⑧双掌合力五指伸

操练步骤：起式：自然站立，两脚间距与肩同宽。第一拍：迈左脚，双手掌心相对，十指相和加力。第二拍：迈右脚，双手握拳外伸，至身体两侧平伸外展，十指跷起。依次重复，可做 8 拍。

此节操练的目的：增强上肢肌肉的对抗力。上臂外伸能达到舒筋活血的目的。

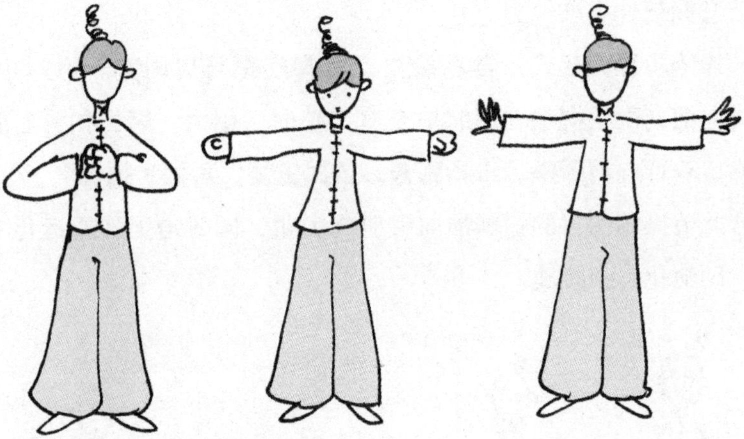

⑨双手平伸似蛙泳

操练步骤：起式：自然站立，两脚间距与肩同宽。第一拍：左脚向前，双手合拢平伸至胸前。第二拍：右脚迈出，双臂分开手掌向下，似向外拨水，至双腿外侧。第三拍：双手掌相合至胸前，左脚迈出，头部似鹤样伸出，同时双臂向前推出。第四拍：右脚迈出，双臂分开手掌向下，似向外拨水，至双腿外侧。依次重复，可做8拍。

此节操练的目的：舒展头颈部肌肉群。头颈部有较多的肌群，此节操练可以缓解肌肉疲劳和紊乱。

⑩十指倒钩至肩周

操练步骤：起式：自然站立，两脚间距与肩同宽。第一拍：左脚向前，右臂置于肩上，双手倒钩。第二拍：左手前推，右手拉动3次配合行走3拍。动作不能到位者，可进行有效地推拉。依次重复，可做8拍。

此节操练的目的：外展、上提、推拉肩关节，对背部肩胛肌群和肩部关节软组织，起到松弛、润滑的作用。

⑪握拳伸掌增气力

操练步骤：起式：自然站立，两脚间距与肩同宽。第一拍：左脚向前，两手握拳，屈肘举至肩，稍向后用力。第二拍：右脚迈出，双臂向前平举，十指张开。依次重复，可做8拍。

此节操练的目的：增加前臂肌肉力量，同时增强脾胃运化功能，助消化，强腰腿。

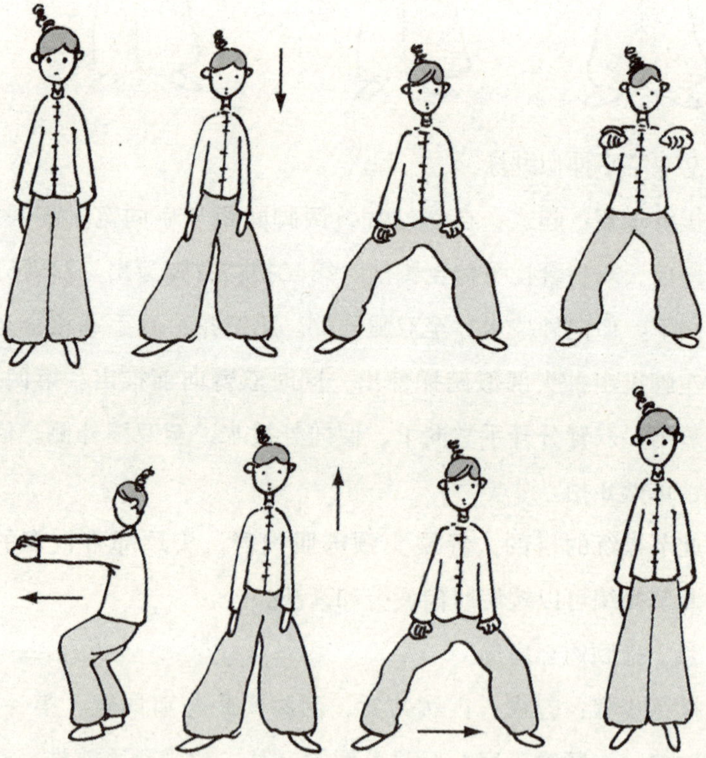

⑫摇头摆尾心火消

操练步骤：起式：自然站立，两脚间距与肩同宽，两手叉腰。第一拍：左脚向前，头部缓慢右转，臀部自然右转。第二拍：右脚迈出，头部缓慢左转，臀部自然左转。依次重复，可做8拍。

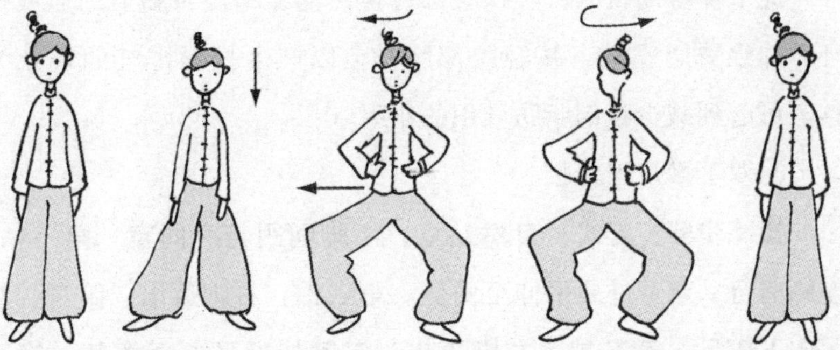

此节操练的目的：促使机体血液循环运行，达到清泻心火、疏通经络、通调水道的目的。颈部的灵活运动还能使心肺肝胆的内热外泄。

⑬合掌推腹促排气

操练步骤：起式：自然站立，两脚间距与肩同宽。第一拍：左脚前行，右手掌按压胸剑突下的上腹部，左手附于右手上作为辅助。第二拍：右脚迈出，双手向左揉动一圈。第三、四拍重复第二拍动作。第五拍：右脚前行，左手掌按压胸剑突下上腹部，右手附于右手上作为辅助。第六拍：左脚迈出，双手向右揉动一圈。第三、四拍重复第六拍动作。

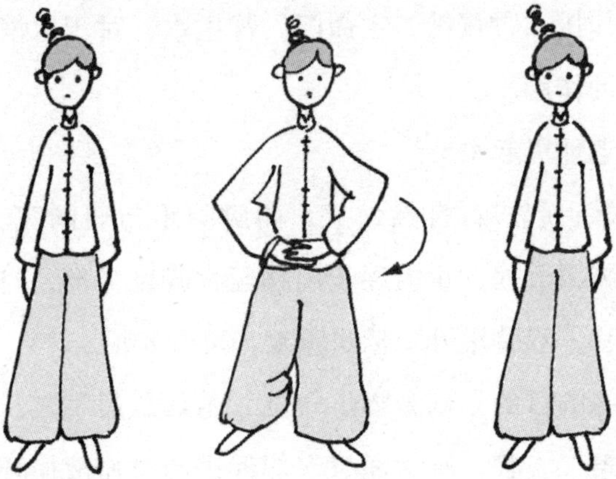

此节操练的目的：轻揉腹部产生热能，增快胃肠道的血液循环，加强胃肠蠕动，减轻腹部胀满，以产生打嗝排气的现象为佳。可起到减少腹部脂肪堆积的作用。

⑭双手攀足固肾腰

操练步骤：起式：自然站立，两脚间距与肩同宽。第一拍：左脚前行，双臂外展平伸至两侧。第二拍：右脚迈出，俯身，双手向下攀足。第三拍：左脚迈出，双臂外展平伸至两侧。第四拍：双臂回位，自然垂放于腿部外侧。依次重复，可做 8 拍。

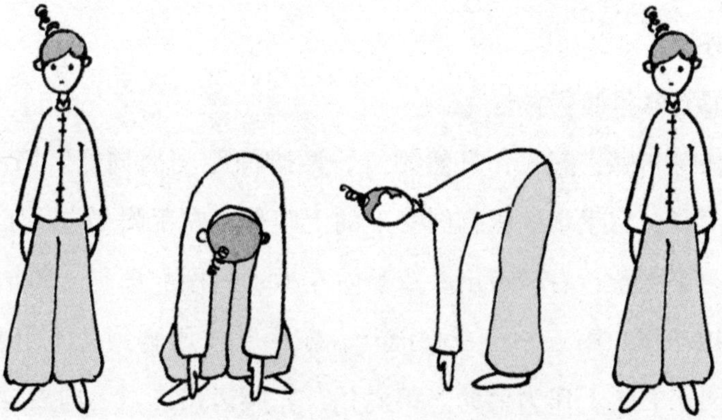

此节操练的目的：疏通气血运行，锻炼腰部肌肉，从而起到固肾健腰的作用。肾藏精，主命门。肾主水，对于水液的代谢平衡起着重要的作用。

⑮足底着地甩起来

操练步骤：起式：自然站立，两脚间距与肩同宽。第一拍：左脚迈出，脚跟着地，重力逐步前移至大脚趾尖部，自然前伸右臂，左臂后移，双臂甩开。依次重复，可做 8 拍。

此节操练的目的：刺激脚步穴位，尤其是涌泉穴。涌泉穴被称为人体的第二心脏，刺激涌泉穴能促进周身血液循环，具有护身养心的作用。

⑯七踮八踮百病消

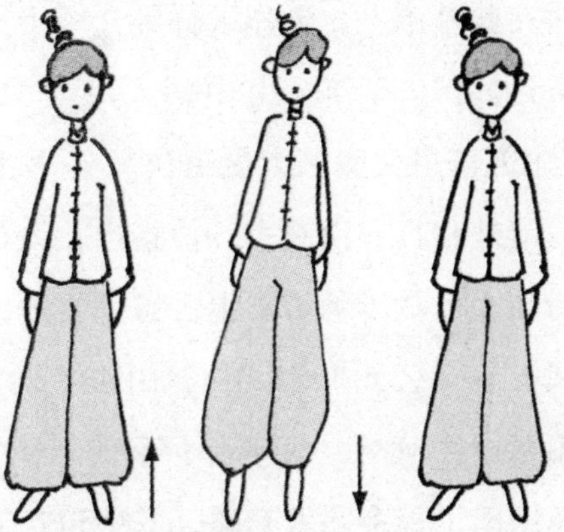

操练步骤：自然站立，双手自然下垂，两足并拢，脚尖用力。第一拍：足跟抬起，足尖着地支撑，稍做停顿。第二拍：足跟着地用力，脚尖抬起。依次重复，可做8拍。伴随均匀呼吸。

此节操练的目的：使周身舒展，腹腔震动，清气上升，浊气下降，周身气血贯通，机体组织得到调整。

2. 太极拳

（1） 太极拳的渊源与健康密切相关

古人认为天地未分之前是混沌为一的“无极”状态，而混沌初分后的阴阳之气就是“太极”。万物负阴而抱阳，冲气以为和，也就是说，世界万物的存在和发展都是阴阳变化所造成。太极拳中刚柔并济、进退有度的动作要领也正是取自阴阳相生相克的自然规律。

太极拳流传甚广，但是关于它的起源却是众说纷纭，没有定论。最常见的两种说法：一种说法是太极拳是北宋武当道人张三丰所创，学习太极者皆视张三丰为祖师；另一种说法是太极拳创造于17世纪60年代，是明末清初河南温县陈家沟人陈王廷创制——陈氏太极拳。“纵放屈伸人莫知，诸靠缠绕我皆依”两句话，就出于他写的太极拳的原始理论《拳经总歌》。清乾隆年间的王宗岳在此基础上，创作了详细介绍十三式太极拳的武学著作《太极拳论》。1988 年，由中国人民大学著名专家徐兆仁教授主编的《东方修道文库·太极道诀》一书中，对于太极拳的渊源介绍较为清楚和具有说服力。他指出，太极拳是由北宋张三丰所创，同时在太极拳传承历史上占有重要地位的是河南省陈氏后人。明洪武五年（公元 1372 年），山西泽州（今晋城）人陈卜带着全家由山西迁往河南，两年后，重新迁往常阳（后来的陈家沟）。陈氏总结出了很多拳术套路，其中包括五套拳等，并在此基础上创编了武术器械套路。这些拳械套路均依照太极之理，由无极至太极，由无相而生有相，由静而动，每个招式都分阴阳（虚、实、柔、刚、静、动等），形成了太极拳的雏形，在陈氏家族中世代相传，形成了陈氏太极拳。目前可以明确的是，太极拳由陈氏第十四世陈长兴传给河北人，而后依次出现杨式、武式、吴式、孙式等太极拳流派。由此可以看出，不论太极拳是由何人首创，随着时间的推移，整个拳术内容是在不断丰富和发展的。太极拳是中国传统哲学、医学、武术的集大成者，是吸取了道、儒等文化内容的“国粹”。太极拳与传统医学的健身养生有异曲同工之妙。

传统医学也将人体的方位、脏器以及精气营血多方面地划入阴阳两个范畴，并根据疾病的不同特点，主张辨证施治、调整阴阳。太极拳的操练正是针对机体的阴阳特点进行躯体舒展的拳术，从而辅助调节人体机能和稳定血压。

（2）太极拳演练特点

太极拳运动最基本的要求是心静、体松、开合有度和刚柔并济。心静就是要思想集中，专心致志地考虑如何遵从和领会动作要领。体松是要求身体各部位舒展，避免不必要的紧张。太极拳中的每一节都根据人体的特点，张弛有度，内力与外展相容，动作到位但不过度。具体情况：太极拳从起式到操练，可以随音乐或个人静默完成。总套路结合个人情况可以每天进行 1～2 次操练，以达到静心、舒展筋骨之目的。据练习者经验介绍，高血压患者操练一整套的太极拳后，收缩压可以降低 10mmHg 左右，这可能与太极拳运动推行气血的作用有关。学习和操练过程中，应该结合个人的情况循序渐进，逐渐达到标准姿势的要求。

（3）太极拳操练的注意事项

①要尽量保持安静，可以选择户外空气清新的宽阔场地，避免嘈杂喧闹，思神集中，避免外界的严寒、酷暑、寒风、冷雨不良因素。

②自然呼吸，可以配合动作进行有规律的吸气和呼气，但不应该一味地迎合动作。

③动作开合有度，力量刚柔并济。不宜生硬地套用招式，甚至勉强自己做到自身难以承受的动作。事实上，拳术只是一种形式，重要的是其中蕴涵的用意，太极拳在于舒张、柔和、圆满、协调，而不是力量的训练。在实际操练中，只要姿势对、步法稳、动作呼吸协调，就可以达到健身的效果。

④练习太极拳最好能持之以恒。长时间的训练可以提高对拳术要点的领会，才能以意念引导动作，做到内外兼修。

⑤应该个体化地选择练习时间和强度。虽然太极拳各个招式之间联系呼应，但是体弱者可以只做其中的一部分，不宜过分强求。

3. 瑜伽

瑜伽这个词，取自印度梵语中的 yug 或 yuj 的读音，其含意是“一致”、“结合” 和 “和谐”。瑜伽不仅仅是一套健身体操动作，更是一个通过提升意识，帮助人们充分发挥潜能，达到天人合一理想状态的运动体系。瑜伽通过姿势的训练和保持，不断调整和协调修习者的生理和心理、身体和精神等方面，最终达到身体、心灵与精神的和谐统一。高血压的致病因素其中之一就是精神紧张和劳累，因此针对以上因素练习瑜伽，可以改善和调节高血压患者的精神状态，有利于平稳降压。

相关知识链接

瑜伽的发展历程

现代学者将瑜伽分为 3 个时期：

1. 前古典时期：

由公元前5000 年开始，直到梨俱吠陀的出现为止，瑜伽持续了3000 多年。这一时期是瑜伽发展的原始阶段。瑜伽最早由古印度修行的高僧静修冥想而得，并由比较原始的哲学思想逐渐发展成为修行的法门，其中以静坐、冥想及苦行为瑜伽修行的中心。此阶段瑜伽仅是少数高僧在深山幽谷中修习，并未被大众知晓。

2. 古典时期：

《薄伽梵歌》的出现表明，完成了瑜伽行法与吠檀多哲学的统一，使瑜伽这一民间的灵修实践变为正统的，由强调行法到行为、信仰和知识三者紧密结合的运动。大约在公元前300年时，印度圣哲派坦佳里（pantanjali）创作了《瑜伽经》，之后印度瑜伽在其基础上才真正的成形，瑜伽行法被正式定为8支体系，在民间广为流传，逐渐被大众了解和认识。

3. 后古典时期：

大约公元前300年之后是后古典瑜伽时期。其中的经典著作“瑜伽奥义书”认为纯粹认知、推理，甚至冥想都不是达到解脱的唯一方法，它们都有必要通过苦行的修炼技术所导致的生理转化和精神体会，才能达到梵我合一的境地。

通过瑜伽的演变过程，我们能够体会到在强调精神心理平和静修的前提下，配合躯体的各种姿势与动作，从而达到人的生理和心理和谐统一的状态，是一项非常有益的健身操。

（1）为什么瑜伽可以增进健康

瑜伽在练习过程中要求达到运动与心灵保持一致，同时涵盖了一些生活哲理。瑜伽的习练目标是实现对自身心灵的良好理解和调控，进一步掌控感官和运动，通过把感官、身体与有意识的呼吸配合起来，实现对身体柔韧性运动等方面的控制。这些技巧不但对肌肉和骨骼的锻炼有益，也能强化神经系统、内分泌腺体和主要器官的功能，通过激发人体潜在能量来促进身体健康。人体的神经系统、内分泌腺体和主要器官的状况决定着一个人的健康程度。有规律的瑜伽练习有助于消除心理紧张、亚健康及提早衰老而造成的体能下降。现代生活节奏快、竞争激烈、压力较大，如果这种压力超过我们所能承受的限度，身体就会感到紧张不适，免疫力下降，体力不支，有时不仅会出现心理的挫败感，还会表现出一系列的生理反应，如腰酸腿软、全身乏力、胸闷气短等不良症状。

瑜伽的操练包含舒展筋骨、肌肉力量和耐力以及配合呼吸的练习，可以协调整个机体的功能，促进身体健康。此外，培养心灵和谐和情感稳定的状态也可以帮助操练者改善自身的生理、感情、心理和精神状态，使身体协调平衡，保持健康，达到心灵和机体的完美一致性。

(2) 练习瑜伽应注意哪些问题

①训练时间的选择。在真正的瑜伽行者看来，清晨4~6点是练习瑜伽的最佳时刻，因为此时万籁俱寂，环境空气清新，肠胃活动不强烈，大脑尚未活跃起来，容易进入瑜伽的深层练习状态。对于一般健身练习者来说，练习瑜伽没有特定的时间，一天中的任何时间都可以练习。但是饭后3小时内，不宜练习瑜伽。

②训练地点的要求。练习瑜伽最好能在干净舒适、通风良好的房间里，有足够的伸展身体的空间，避免碰触其他器具物品。当然也可以选择在露天的自然环境中练习，比如公园等空气新鲜的地方，但要避免强光直射和着风淋雨，并且不要在过硬的地板上进行练习。

③适宜的着装。练习瑜伽应穿宽松柔软的衣服，以棉麻质地者为佳，必须保证透气和练习时身体不受拘束。鞋子必须脱掉，袜子最好也脱掉（天冷时脚部必须注意保暖），手表、眼镜等饰物都应摘下。

另外，练习瑜伽前1小时左右，可以饮用少量饮料，比如牛奶、酸奶和果汁等。在练习时，可以喝一些清水。若能在练习瑜伽之前1小时左右洗个冷水澡，也能有较好的练习效果。但是沐浴后20分钟内不可急于做瑜伽。因为此时机体血液循环较快，练习瑜伽会升高血压，尤其是高血压患者更要注意这一点，洗浴时的水温要根据个人具体情况而定。

※ 休闲运动也可以降压

1. 步行

行走是人的基本能力和需求。步行锻炼可以强壮筋骨，使人精神松弛，心胸开阔，有益身心健康。步行不受时间、地点等因素的限制，是人们可以自主选择的一项较为经济普遍的休闲运动。

（1）步行的好处显而易见

人们一旦长时间坐着或站着，腿部静脉回流就会出现障碍，进而引发静脉曲张等疾病。步行可以加强下肢肌肉的活动，使之有节奏地挤压静脉血管，促进血液回流至心脏。同时有节奏的散步与行走，还可以对人体的大脑皮层组织形成单一和反复性的刺激，既能使部分疲劳的神经细胞得到充分休息，也会促进脑部其他区域的神经细胞活动，能有效协调神经细胞的兴奋与抑制，从而产生“奇思妙想”，激发人类的灵感。据报道，长时间的步行可以使高血压患者的血压值明显降低。有节奏的步行可以缓解大脑皮层工作疲劳的神经细胞，调节血管活动，减轻血管痉挛状态，促进血液循环，从而达到降低血压的目的。同时步行时心情得以放松，避免心烦意乱、烦躁易怒等各种因素诱发和加重高血压病情。

(2) 怎样走路保健作用更强

如何步行才能更好起到保健作用呢？正确的散步，应该是抬头挺胸，迈大步，步幅以（身高 - 100 厘米）为宜，双臂要随步行的节奏有力地前后交替摆动，行走时路线尽可能宽松笔直。步行应做到前脚脚跟着地，身体略向前倾，重力前移至脚尖，紧接着后脚跟离地，借助蹬的力量完成迈步的动作，依此循环交替。行走时要注意保持身体的平衡以及单脚支撑重力时保持膝盖完全伸直，避免损伤膝关节而造成安全隐患。

一个没有运动障碍的人，如果经过几个月的步行锻炼后，就可以将步行速度提高到每分钟约走 140 步的水平，以这种节奏行走 1 小时即接近一万步。研究表明，“日行一万步”是日本民众寿命增加的重要原因之一。当然运动的强度要因人而异。一般走到身体微热、稍稍出汗即可，此时已经达到了锻炼和健身的目的。中老年人步行时，应由少量到多量、由慢节奏到快节奏，循序渐进。快步走时的心率以不超过 110 次/分钟为宜。

(3) 饭后百步走是否科学、合理

人们常说“饭后百步走，活到九十九”，对这一说法目前尚有争议，但是对某些人来说却真的不适宜，例如，患胃下垂的病人饭后不应该活动，那样会加重胃的负担，不利于病症的治疗与恢复。消化功能不良的人，如果饭后立即活动，在胃内得不到很好消化的食物，会很快进入肠道，影响食物的消化与吸收，其结果往往会加重腹胀等消化不良症状。因此比较适宜的做法是，饭后至少休息半小时后再活动。

2. 游泳

(1) 游泳是柔韧的健身操

人在游泳时，通常会利用水的浮力俯卧或仰卧于水中，减少了地面运动时外界对骨骼、关节的较强的冲击与影响。游泳是一项不以骨骼关节劳损为代价的运动。人在游泳时全身各器官都参与运动和协调，人体与水融为一体。一般外界水温常为26摄氏度到28摄氏度，加之在水中机体散热快，耗能大。为了保持体温的稳定，神经系统会快速做出应答，进而加快人体的新陈代谢。一般人在10摄氏度的水中停留4分钟，就能消耗100千卡以上的热量，相当于在陆地上相同温度的空气中1小时消耗的热量。长期坚持游泳会增强人体对外界寒冷刺激的适应能力，增强抵抗力。同时机体耗能增加，血液循环的加快，也可以增强心肌收缩力。所以说长期游泳训练的人会有一份好心情，一颗好心脏。

由于游泳呼吸换气的特点，呼吸的主要部位在肺，游泳者的肺功能一般比不游泳的人要强。游泳能够改善和提高肺活量。据测定：游泳时人的胸部要受到12～15公斤的压力，加上冷水刺激皮肤肌肉紧张以及在水中有节奏的呼与吸，都迫使人加大呼吸深度，用力地深呼吸，以保证吸入足够氧气来满足机体的需求。一般正常成人的肺活量约为3000毫升，大量运动时最大吸氧量竟然可以达到2.5～3升/分，比安静时高10倍；而游泳运动员的肺活量可高达4000～7000毫升。游泳可以增强呼吸肌的功能，使肺活量增加，而且吸气时肺泡开放更多，换气顺畅，对于机体排除废物、吸入氧气都是极为有利的。

(2) 哪些人不宜游泳

心脏病、高血压、肺结核、癫痫等较严重疾病患者、体弱难以承受较大运动量的人均不适宜从事游泳运动。沙眼、中耳炎、皮肤病等传染性疾病患者会导致水质污染、损害他人健康，所以，最好不去公共场地游泳。另外，饭后或酒后不宜立刻游泳，因为胃受冷水的压力及刺激引起胃肠痉挛，导致腹痛，长此以往会引起慢性胃肠炎。此外，女性在月经期不宜游泳。

3. 登山

(1) 登山有哪些好处

山林里空气清新，远离城市喧嚣嘈杂，给人一定的精神享受。登山可以明显提高腰、腿部的力量和耐力，加强心、肺功能，增强身体素质。爬山运动可使心脏加强小动脉分支的血液供应，增强毛细血管功能，为心脏供血开辟“小路”，避免突然发生心脏疾病时血液供应中断。

(2) 登山要注意哪些问题

提请登山运动者注意的是：登山虽好，注意事宜不可少。

①首先要准备好行装。要有一双可以护住脚踝的登山鞋，鞋底沟纹深一些，免得打滑。穿着鲜艳醒目的衣服，由于山里丛林茂密，很容易掉队散落，衣服鲜艳则容易被识别与发现。同时最好准备一根登山杖。下山时身体前倾，容易摔倒，下雨、下雪山路湿滑，有杖支撑安全系数增高。如果遇到蛇虫等危险动物侵袭，也可以作为自身防御的武器。

②准备必需的食物与药品。带一些常用药，如创可贴、风油

精、速效救心丸等药品。由于登山耗能较大，可以在休息时补充适量的食物，谨记登山过程中不要喝水吃东西。因为此时肌肉活动剧烈，机体其他部位的供血相对不足。如果再吃东西、喝水，将会有部分血液集中到消化系统，其他部位供血更少，人会因缺血，尤其是心脏和脑部缺血而出现心慌、头晕，甚至晕厥等症状。

③“走路不看景，看景不走路。”山间风景优美，景色宜人，看景时要停住脚步。因为山路大都狭窄，石头树藤较多，尤其是中老年人容易发生危险。因此，登山必须注意安全。

④登山时不要着急，最忌快走，尤其是刚开始的时候，速度要缓慢，脚底踩稳，逐渐适应，慢慢调整呼吸。爬山不要心急，不要盲目攀比，不要一看山顶远，不要看别人在前面就泄气，影响了脚步的频率与节奏。要增强自信，了解自己的登山体力，适可而止并合理地分配体力。对于中老年人来讲，每30分钟左右就休息一次比较适宜。

总之，登山是一项具有一定危险性的体育运动，不适合于所有人群，尤其是那些心肺功能不好者，更应该谨慎地参与以及控制好登山的速度，量力而行。对于正常健康人，坚持登山还是有利健康的。

4. 球类运动

根据中老年人的生理特点和体育兴趣以及场地环境因素，开展有益于身心健康的球类活动，可以使人在运动中锻炼了身体，交流了球艺，也能克服了内心的孤独感，是一项健身养心、调整血压的非药物的运动治疗。

中老年人在选择球类运动时，应该尽量选择竞争性和人体对抗接触性不强的项目，多选择空气新鲜的室外运动，器材宜经济大众化，使运动项目易于推广与坚持。篮球、足球及排球等项目，由于有相对严格的时间、规则的限制，不适合作为健身首选。适合于中老年人运动的球类有乒乓球、羽毛球、门球等项目。

乒乓球可以根据老年人身体状况进行选择，以双打或男女混合性双打为佳，这样既能够训练协调反应能力，还能够相互学习，同时也可以减轻单打中过于疲劳和激烈的运动，弥补其体力的不足。需要引起注意的是，两者在相互让位中应注意安全，避免摔倒。

羽毛球对于训练老年人的应变性和准确度有益，但是由于其中可能跑动较多体能消耗过大，建议中老年人根据自身情况适当选择运动时间和运动量，不可操之过急。对于中老年人来说，剧烈的羽毛球运动会导致膝关节疼痛损伤。这主要是因为：运动量过大，跑动过多，尤其是半蹲姿势下的跳动过多会引起膝关节的损伤。因此，打羽毛球时，首先安排好运动量。天气寒冷时打羽毛球前要做好全身和下肢的准备活动；训练后要有充分的休息，可用温水或温热水浸泡膝部，配合按摩，以加速体能的恢复。

有“老年人标志性运动”之称的门球是一项实用性很强的体育项目。门球使用的器材简单，打球技术也容易掌握，而且能够陶冶性情、增强体质。门球不再是激烈的竞技比赛，而是放松身心的活动和锻炼，为中老年人喜爱。门球在室外活动和训练，可以达到人与自然的和谐统一。

从事球类运动时应做哪些准备呢?

①服饰要求：轻便松软，鞋合脚，适宜运动。

②热身运动和准备：活动之前最好进行全身，尤其是腿脚关节的热身活动，以免爆发性用力活动引起机体不适，甚至伤筋动骨。

③中场休息时间补充水分，避免运动中水分过多流失。

④运动后稍加休息，擦净汗液，避免受风着凉。

5. 放风筝

放风筝是一项有益身心的运动，可以达到辅助治疗颈椎病、糖尿病、腰腿疼痛、高血压等疾病的作用。

放风筝一般选择在空气清新、视野开阔的场地，可使人产生心旷神怡的良好心情和境界。放飞风筝时，手拽绳线助跑放飞，眼光随风筝而动，待到风筝飞上天空时，人又会仰视蓝天，此时久被压迫的颈椎得以“解脱”，一定程度上缓解了颈肩部肌肉疲劳和颈椎病，减少了颈椎病性高血压的发生。同时，放风筝在放松颈椎的时候，也因为昂首挺胸的姿势使人吸入了更多的新鲜空气，促进了人体内的新陈代谢，有一种天人合一的心境，具有显著的健身效用。

中青年人，尤其是长期伏案的工作者，低头工作极易造成后颈部肌肉的牵拉疲劳，放风筝对有效改善颈椎和周围软组织损伤是十分有益的。放风筝时如果颈椎后仰产生了肩、背部的麻木感，说明受压的神经由于颈椎活动产生刺激症状，这部分患者不适于进行放风筝的运动。

需要注意的是，放风筝应尽量在宽敞开阔的场地进行，提前观察周围环境，尽量避开坑洼、障碍物，尤其是高压电塔架等危险场地。另外放风筝不宜选择在雷雨天，因为风筝可能会将高空的雷电引下来。当年美国科学家富兰克林就是通过类似的实验成功“捕捉”到闪电的。所以，放风筝时一定要注意自身安全。

试试物理降压法

将各种物理因素作用于人体，以达到防治疾病的作用，被称之为物理疗法，简称理疗。随着现代物理学的发展，物理疗法的内容正在不断完善与丰富。目前物理降压的方法按其种类可以分为人工物理因素疗法（电、磁、激光、超声波疗法）和自然物理因素的疗法（矿泉、气候、空气、日光、海水疗法等方面）。物理疗法的作用不仅在于对局部的伤痛进行治疗，还可以通过疏通经络，达到防病治病的目的。经络学说是传统医学针灸、按摩以及药物洗浴疗效的基本理论和生理基础。

※ 神奇的人体经络学

经络，是经脉和络脉的统称。经脉是经络系统的主干通路，络脉是经脉的细小分支，它们之间相互联络，组成了人体四通八达的经络学体系。《灵枢·经别》中明确指出："十二经脉者，人之所以生，病之所以成，人之所以治，病之所以起，学之所始，工之所止也。"此文充分阐明了经络对于维持人体健康的作用及引发疾病时的经络学的表现。经络系统还与机体腑脏及四肢关节密切相连及融会贯通，达到运行气血、协调阴阳以及机体的表里内外的一致性。遍布全身的神奇的经络将人体各个部分联结成一个完整的有机体，由此协调和维持整个人体的代谢活动。

经络系统包括了经脉、络脉、经筋、皮部四部分沟通协调组织系统，是与腑脏、筋骨、肌肉、皮肤等组织密切联系的枢纽。经脉包括十二条正经和八条奇经两类。其中，十二条正经，即手足三阴经和手足三阳经，合称“十二经脉”，可形象地表述为手背部和手掌部及足背和足底合计为十二经。《灵枢·海论》指出：“夫十二经脉者，内属于腑脏，外络于肢节”，是人体脏腑和肢节协调运行的关键，是气血运行的主要通道。奇经有八条，即督、任、冲、带、阴跷、阳跷、阴维、阳维，合称“奇经八脉”，有统帅、联络和调节十二经脉的作用。另外还有十二经别，它们分别起于四肢，循行于体腔脏腑深部，出于颈项的浅部，可以补正经的不足。因此是机体形成密不可分的、完整一致性的网络系统。现代医学认为的中枢神经系统，只涵盖了其中的一部分，还有很多的经络系统组成的神秘面纱还有待于我们进一步揭示和探索。

1. 人体运行的主干道是十二经脉

十二经脉对称地分布于人体的两胁侧，分别循行于上肢或下肢的内侧或外侧，每一经脉分别管理一个脏或一个腑。手经行于上肢，足经行于下肢；阴经行于四肢内侧，属脏，阳经行于四肢外侧，属腑。

手足三阴、三阳经，分别通过经别和别络互相沟通，组合成6对表里相合的关系。相为表里的两条经脉，都在四肢末端交接，都分别循行于四肢内外两个侧面的相对位置，分别属于相为表里的脏腑。例如手太阴肺经，手阳明大肠经互为表里，于食指桡侧端商阳穴处交接。

十二经脉分布在人体内外，经脉中的气血是循环贯注的，即从手太阴肺经开始，依次传至足厥阴肝经，再传至手太阴肺经，首尾相贯，如环无端。而且与前后正中的督脉和任脉也相通。十二经脉的流注次序也就是营气的运行顺序。其流注次序如图：

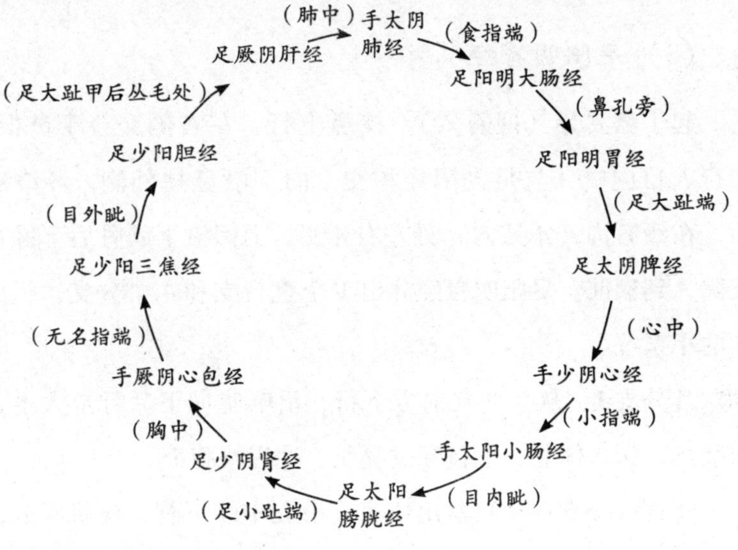

2. 十二经的来龙去脉

（1）手太阴肺经

起于中焦，下络大肠，沿上肢内侧前缘下行，过肘窝入寸口上鱼际，直出拇指之端（少商穴）。

连接的分支：从手腕的后方（列缺穴）分出，沿掌背侧走向食指桡侧端（商阳穴），与手阳明大肠经相衔接。

（2）手阳明大肠经

起于食指桡侧端（商阳穴），经过手背行于上肢伸侧前缘，上肩，至肩关节前缘，向后到第七颈椎棘突下（大椎穴），再向前下行入锁骨上窝（缺盆），进入胸腔络肺，向下通过膈肌下行，达大肠。

其分支：从锁骨上窝上行，经颈部至面颊，左右交叉于人中，至对侧鼻翼旁（迎香穴），交于下肢的足阳明胃经。

（3）足阳明胃经

起于鼻翼旁（迎香穴），挟鼻上行，左右侧交会于鼻根部，旁行入目内眦，与足太阳经相交，向下沿鼻柱外侧，环绕嘴唇后，在颏唇沟（承浆穴）处左右相交，退回沿下颌骨后下缘行至发际，到额前。足阳明胃经分出 1 个直行支和 4 个分支，组成循环的小系统。

其分支 1：从大迎穴前方下行，沿喉咙向下后行至大椎，折向前行，深入体腔，下行穿过膈肌，达胃络脾部。

其直行分支：从缺盆出体表，沿乳中线下行，挟脐两旁，下行至腹股沟处的气街穴。

其分支 2：从胃幽门处分出，沿腹腔内下行到气街穴，与直行之脉会合，而后下行大腿前侧，至膝关节部位，并沿下肢胫骨前缘下行至足背，入足第二趾外侧端（厉兑穴）。

其分支 3：从膝下三寸处（足三里穴）分出，下行入中趾外侧端。

其分支 4：从足背上冲阳穴分出，前行入足大趾内侧端（隐白穴），交于足太阴脾经。

(4) 足太阴脾经

起于足大趾内侧端（隐白穴），沿内侧上行过内踝的前缘，沿小腿内侧正中线上行，沿大腿内侧前缘进入腹部，属脾，络胃。向上穿过膈肌，沿食道两旁，连舌本，散舌下。

其分支：从胃别出，上行通过膈肌，注入心中，交于手少阴心经。

(5) 手少阴心经

起于心中，走出后向下穿过膈肌，联络小肠。

其分支：从心系分出，沿食道上行，连于目系。

其直行支：从心系出来，退回上行经过肺，向下浅出腋下（极泉穴），沿上肢内侧后缘进入掌中，沿小指桡侧，出小指桡侧端（少冲穴），交于手太阳小肠经。

(6) 手太阳小肠经

起于小指外侧端（少泽穴），沿手背、上肢外侧后缘，过肘部，到肩关节后面，前行入缺盆，深入体腔，络心，沿食道，穿过膈肌，到达胃部，下行，属小肠。

其分支1：从缺盆出来，沿颈部上行到面颊，至目外眦后，退行进入耳中（听宫穴）。

其分支2：从面颊部分出，向上行于眼下，至目内眦（睛明穴），交于足太阳膀胱经。

(7) 足太阳膀胱经

起于目内眦（睛明穴），向上到达额部，左右交会于头顶部（百会穴）。

其分支：从头顶部分出，到耳上角部。

其直行支：从头顶部向后行至枕骨，进入颅腔，联络脑，回出分别下行交会于大椎穴，再分左右沿肩胛内侧，脊柱两旁，到达腰部（肾俞穴），进入脊柱两旁的肌肉（膂），深入体腔，联络肾，属膀胱。

其分支1：从腰部分出，沿脊柱两旁下行，穿过臀部，从大腿后侧外缘下行至腘窝中（委中穴）。

其分支2：从颈后部分出，经肩胛内侧，下行经大腿后侧至腘窝中与前一支脉会合，然后下行穿过腓肠肌，到达小趾外侧端（至阴穴），交于足少阴肾经。

(8) 足少阴肾经

起于足小指下，斜行于足心（涌泉穴），出行于舟骨粗隆之下，沿内踝后，分出进入足跟，上行穿过脊柱，属肾，络膀胱。

其直行支：从肾上行，穿过肝和膈肌，进入肺，沿喉咙，到舌根两旁。

其分支：从肺中分出，络心，注于胸中，交于手厥阴心包经。

(9) 手厥阴心包经

起于胸中，属心包络，向下穿过膈肌，依次络于上、中、下三焦。

其分支1：从胸中分出，沿胁部向上至腋窝中，沿上肢内侧中线入肘，过腕部，入掌中（劳宫穴），出中指桡侧端（中冲穴）。

其分支2：从掌中分出，沿无名指出其尺侧端（关冲穴），交于手少阳三焦经。

(10) 手少阳三焦经

起于无名指尺侧端（关冲穴），上行于尺骨、桡骨之间，通过肘尖，沿上臂外侧向上至肩部，向前行入缺盆，布于膻中，散络心包，穿过膈肌，依次分布于上、中、下三焦。

其分支1：从膻中分出，上行出缺盆，至肩部，左右交会于大椎，上行到颈后部，然后屈曲向下经面颊部至目眶下。

其分支2：从耳后分出，进入耳中，出走耳前，经上关穴前，在面颊部与前一分支相交，至目外眦（瞳子髎穴），交于足少阳胆经。

(11) 足少阳胆经

起于目外眦（瞳子髎穴）上至头角（颔厌穴）。再向下到耳后（完骨穴），再折向上行，经额部至眉上（阳白穴），又向后折至风池穴，沿颈下行至肩上，左右交会于大椎穴，前行入缺盆。

其分支1：从耳后进入耳中，出走于耳前，到目外眦后方。

其分支2：从目外眦分出，下行至大迎穴，同手少阳经分布于面颊部的支脉相合，行至目眶下，向下的经过下颌角下行至颈部，与前脉会合于缺盆后，进入体腔，穿过膈肌，络肝，属胆，沿胁里浅出气街，绕毛际，横向至环跳穴处。

其直行支：从缺盆下行至腋，沿胸侧，过季肋，下行至环跳穴处与前脉会合，再向下沿大腿外侧，直下至腓骨下端，浅出外踝之前，沿足背行出于足第四趾外侧端（窍阴穴）。

其分支：从足背（临泣穴）分出，前行出足大趾外侧端，分布于足大趾，交于足厥阴肝经。

（12）足厥阴肝经

起于足大趾，向上沿足背至内踝前一寸处（中封穴），向上沿胫骨内缘，在内踝上八寸处交出足太阴脾经之后，上行过膝内侧，沿大腿内侧中线进入阴毛中，绕阴器，至小腹，挟胃两旁，属肝，络胆，向上穿过膈肌，分布于胁肋部，沿喉咙的后边，向上进入鼻咽部，上行连接目系，出于额，上行与督脉会于头顶部。

其分支1：从目系分出，下行于颊里，环绕在口唇的里边。

其分支2：从肝分出，穿过膈肌，向上注入肺，交于手太阴肺经。

3. 奇经八脉的重要作用

奇经八脉是督脉、任脉、冲脉、带脉、阴跷脉、阳跷脉、阴维脉、阳维脉的总称。它们的分布不规则，并且不直接联系脏腑，相互之间也没有表里关系，与十二正经有很大差异，故称“奇经”。奇经八脉纵横交叉于十二经脉之间，具有三方面的作用：第一，进一步密切联系十二经脉。如“阳维维于阳”，阳维脉组合了所有的阳经，“阴维维于阴”，阴维脉组合了所有的阴经；带脉“约束诸经”，沟通腰腹部的经脉；冲脉通行上下，渗灌机体三阴、三阳；督脉“总督诸阳”，任脉为“诸阴之海”等脉络相联。第二，调节十二经脉的气血。十二经脉气血有余时，则流注于奇经八脉，蓄以备用；十二经脉气血不足时，可由奇经“溢出”，给予补充。第三，奇经与肝、肾等脏器及女子胞、脑、髓等奇恒之府在生理、病理上联系较为密切。

(1) 阳脉之海——督脉

①循行部位：起于胞中，下出会阴，沿脊柱里面上行，至颈后部风府穴处进入颅内，络脑，并由颈后部沿头部正中线，经头顶、额部、鼻部、上唇，到上唇系带处。

其分支1：从脊柱里面分出，属肾。

其分支2：从小腹内部直上，上贯心，到喉部，再向上到下颌部，环绕口唇。向上至两眼下部的中央。

②基本功能：督，有总管、统率的意思。首先，督脉行于背部正中，其脉多次与手足之阳经及阳维脉交会，能总督一身之阳经，故又称为“阳脉之海”。其次，督脉行于脊里，上行入脑，并从脊里分出属肾，它与脑、脊髓和肾有密切的联系。

(2) 阴脉之海——任脉

①循行部位：起于胞中，下出会阴，经阴阜，沿腹部和胸部正中线上行，至咽喉，上行至下颌部，环绕口唇，沿面颊，分行至目眶下。

②基本功能：任，有担任、任受的意思。任脉行于腹面正中线，其脉多次与手足三阴及阴维脉交会，能总任一身之阴经，故又称“阴脉之海”。任，又与“妊”意义相通。其脉起于胞中，与女子妊娠有关，称“任主胞胎”。

针灸、按摩是根据祖国传统医学经络体系和长期的临床经验之大成，按照循经取穴，用其针灸和艾法刺激相关穴位，达到活血化淤、调节阴阳、补气血之目的，使之血压能够平稳控制，是一种简便易行、无明显副作用，在我国独特有效地补充其他治疗的一种行之有效的方法。沐浴疗法是根据患者血压的特点，选择不同的水温和降压药物浸泡身体，以达到中医认为的脑髓气血的阴阳相互平和，进而养心安神、辅助调节血压的平衡。

※ 针灸降压法

针灸是针法和灸法的合称，是中国传统医学治疗疾病的常用手段之一。针法是将毫针按一定穴位刺入患者体内，用捻、提等手法针对不同病症补气血、调阴阳，达到祛除病症的目的。

1. 传统灸法的降压效果具有不确定性

灸法是将燃烧着的艾绒在特定穴位熏灼皮肤，利用热的刺激来祛除疾病。人类文明的进程离不开火，无论是原始氏族部落将火作为图腾并对其顶礼膜拜，还是西方传说中普罗米修斯几经艰辛为人类盗取火种，都体现着火对于人类繁衍生息的重要性。其实，人类以火谋生之日即是灸法的起源。从无意中拥火取暖到有意利用药草艾条进行治疗，艾灸治疗的保健作用逐渐被人们认识和掌握。《庄子·盗跖》中："丘所谓无病而自灸也。"即圣人孔子提倡艾灸保健，防患于未然。在运动场上，我们更多的看到的是，运动员在训练和恢复中，利用艾灸对于各个穴位进行艾点和熏灼以达到舒筋活血的目的。令人遗憾的是，目前我们并没有得到艾灸可以缓解高血压的具体疗效。所以艾灸对于缓解疲劳和轻微的身体不适是一种无创伤性的传统疗法，但是在临床上对于高血压的疗效是不确定的。

针灸治病是根据经络与脏腑相互影响的原理，在腧穴部位进行针刺或艾灸，以“ 通其经脉，调其血气 ”，从而消除病理因素的影响。针法治疗高血压的近期效果在部分人群中可达到80%左右。针灸疗法能够调节神经系统，改善心肌代谢，扩张小动脉，使血压下降，主要的方法有体针、耳针、头皮针、梅花针和水针疗法等方法。

2. 哪些针法可以降压

（1）体针

最常用的毫针为26～30号，5 ～10厘米长。根据中医辨证，实证用泻法，虚证用补法或平补平泻法。常用的穴位有三阴交、内关、阳陵泉、肾俞、阳辅、太冲、曲池、合谷、足三里、肝俞、脾俞、行间、绝骨、涌泉等，根据不同症候和患者血压的水平以及病者的体质，合理选择穴位进行治疗方，可得到事半功倍的治疗效果。

（2）耳针

是应用毫针刺法或穴位贴压法来刺激耳部有关穴位的一种方法。常用的穴位有降压沟、神门、心区、交感、降压点、耳尖等。主要应用于症状较轻并且不伴有其他系统并发症的高血压患者。穴位贴压法可以选择民间的绿豆及中药吴茱萸等药品。一般一周为1疗程，1周后需更换粘贴物，避免局部过敏反应。

（3）头皮针

常用穴位有胸腔区、血管舒缩区和双足运动区等，对于局部的经络系统起到调节刺激作用，对血压的调整、失眠等症状有一定的疗效。

（4）梅花针

将5～7支不锈钢针集中固定在针柄的一头，在身体的一定部位上轻叩或重叩，穴位选取同体针穴位。

（5）水针疗法

用0.25%盐酸普鲁卡因或龙胆草液等在一些穴位上进行注射，常用的穴位有足三里、合谷、太冲、内关、曲池等，疗效较好，一般注射10次为一疗程。

需要注意的是，针刺疗法治疗高血压时应注意精神放松，避免晕针、断针等情况发生，同时还应该根据患者的体质，针对性地选用留针或强化治疗法，如发现异常情况应及时处理。

※ 肢体轻柔按摩法

1. 按摩法为什么可以降血压

按摩疗法是根据中医的“镇肝熄风”理论，对人体中的太阳、百会、风池等穴位进行按摩，从而调整微血管的舒缩功能，解除小动脉痉挛，而且能疏通气血，调和阴阳，所以对防治高血压病有十分明显的作用，并且简单易学，便于长期坚持。

2. 常用的按摩方法有哪些

（1）自然放松法

患者坐在有靠背的椅子或沙发上，取自然舒适姿势，两眼目视前方，两臂自然下垂，双手手掌放于大腿上，膝关节呈 90 度角，全身肌肉放松，均匀呼吸。

（2）头部按摩法

两手十指自然分开，用手掌上的小鱼际从前额向耳后推，两手交换使用。另外一种梳理头部的方法：两手十指张开似爪般，先从前额发根开始，过头顶，再向脑后推进，边推边梳。按摩头部的功效在于，能平肝熄风，疏经通络，降血压，醒脑提神。

（3）面部按摩法

双手除拇指外的另外四指并拢，先置于前额正中，然后沿发际推至双侧太阳穴，接着推至耳后颈椎两侧的风池穴。如此重复数次，可以起到降压、提高人体抵抗力的作用。另外一种做法：双手掌贴于面部，似平时洗脸的情形，从前额正中向下推，再反推回额部，如此做法可以改善面部血液循环，按摩面部各个穴位，达到名目提神的功效。

（4）颈部按摩法

用双手掌的大鱼际摩擦对侧颈部胸锁乳突肌。此做法可以解除胸锁乳突肌的痉挛，并能起到降低血压的功效。

（5）腹部按摩法

按揉前首先要排空大便，可以选择站立或者仰卧时按揉。将一手置于腹部肚脐附近，另一手附在上面作为辅助，双手一起稍用力，朝顺时针或者逆时针方向按揉。按揉腹部可以有效地刺激胃肠道活动，可以加快胃肠蠕动，保证大便通畅。对于寒冷时节或者是脘腹冷痛的患者，按揉腹部还可以起到温暖散寒的作用。

（6）足部按摩法

足部按摩主要是按揉或敲打足底，尤其是涌泉穴。可以选择盘腿而坐，双手握拳按揉或敲打足底，重点在于足底中心人字形纹理的凹陷处。敲打力度以个人感觉为准，以不感觉到疼痛为宜。按摩效果以足部发热、有温暖的感觉为佳。足部按摩可以促进远离心脏的双足血液回流，同时可以刺激足底的各个系统的反射代表区，从而达到降压的目的。

（7）穴位按摩

①足三里穴按摩法：分别用左右手的拇指，按揉左右小腿的足三里穴，引血下行。此法可以健脾养胃，降低血压。

②百会穴按摩法：百会穴位于头顶正中央，按摩百会穴可以宁神清脑，降低血压。可用手掌轻按百会穴呈顺时针转动。

③太阳穴按揉法：太阳穴位于前额双侧，按揉太阳穴可以清脑明目，疏风解表，治头痛。可用手指按太阳穴，按顺时针方向转动。

④风池穴按摩法：按摩风池穴可以清脑提神，明目降压。可用双手拇指按揉双侧的风池穴，按顺时针方向转动。

⑤曲池穴按摩法：双手交替按摩对侧肘关节处的曲池穴。此法可以清热，降压。

⑥内关穴按摩法：用双手大拇指按揉对侧内关穴（前臂掌侧，腕横纹上 2 寸）。此法可以舒心开胸。

按摩穴位要想达到调整血压的目的，其关键在于按摩时要找准穴位。实际操作中应该逐渐加力，不宜过急过猛，以上几种常用的穴位可以交替使用。在按摩治疗过程中，应认真操作，不可草率行事。按摩以达到局部酸胀、皮肤微红为佳，不可伤及身体及其软组织。如果按摩部位有急性皮肤病或感染，应立即停止按摩。若是其他的保健运动，如健身操、跑步、球类等对此并无影响。

※ 洗浴降压疗法

1. 高血压患者怎样进行洗浴

沐浴（俗称洗澡）疗法，是利用不同水温或在水中添加药物，让人在洗澡的同时达到机体活血化淤、防治某些疾病的方法。沐浴疗法按照水温高低可以分为冷水浴（水温低于25℃），凉水浴（水温为25℃～33℃），平温浴（水温为34℃～36℃），温水浴（水温为37℃～39℃），热水浴（水温为40℃～54℃）。

高血压患者以选择水温为40℃左右的水进行沐浴为好，洗浴时间一般不宜超过半小时。通常刚开始沐浴时，血压会有所升高，但很快会自然恢复，一旦离开沐浴环境，血压会下降15～20mmHg，并且大约能维持3小时。连续3周坚持每天沐浴，则血压基本不再出现沐浴时升高的情况。洗浴还可以根据季节不同，次数有所变化，夏季可每日一次，冬季可以隔日一次，尤其是中老年人皮肤干燥易损，洗浴次数不宜过多。

2. 谨慎冷水浴

冷水浴可以提高人体对于寒冷刺激的适应能力，有效增强身体抵抗力。人们进行冷水浴时，皮肤直接接受冷水的刺激，刚开始时为了减少热量的散失血管会骤然收缩，大量的血液流往其他组织。当冷水浴一段时间后，机体会适应性地扩张皮肤血管，以保持皮肤的温度。这就是冷水浴可以增强血管弹性功能的道理所在。如果继续进行冷水浴，血管会再次收缩以平衡体温和血流，但是由于此时血管收缩能力减退，因而会出现静脉血液淤积，人体就会出现“打寒战”的情况，此时不利于身体健康。因而对于常人来说，冷水浴有利于预防动脉硬化症、高血压、冠心病等病症。冷水浴应该尽量从夏季开始，逐渐适应温度的变化。进行冷水浴之前可以先用冷水擦拭身体，让身体先适应一下即将遭遇到的寒冷刺激。冷水浴水温应保持在20℃左右，洗浴时间一般为几十秒到几分钟，冷水浴应该在进入“寒战期”之前结束，以免适得其反，不利于健康。

高血压患者并不适宜进行冷水浴。高血压患者，特别是长期高血压患者，周身血管和心、脑、肾等组织器官都存在着不同程度的病变，如动脉粥样硬化、管腔狭窄、血管弹性减退，甚至心脏部位的冠状动脉也发生粥样硬化，而且长时间的高血压可以使颅内血管壁变得薄弱，形成许多微小动脉瘤。平时这些微小动脉瘤对脑部供血的影响并不突出，但是一旦外界出现诱因，如天气寒冷或者患者本人情绪激动，动脉瘤就会破裂出血，引发脑出血。在血管情况不佳的状态下，高血压患者若再进行冷水浴，冷水的刺激便会导致血管痉挛，回心血量增多、血压继续升高，加重心脏负担，增加脑血管疾病的发生风险。因此不推荐高血压患者进行冷水浴。如果平素一直有冷水浴的习惯，而罹患高血压之后也可以适当地用冷水洗浴，但需注意自身的承受力和健康状况。

3. 怎样进行足浴

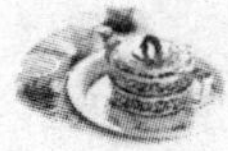

高血压患者也可以配备药物进行足浴。神医扁鹊指出，足是人之根，足浴治全身。《黄帝内经》中说明“足为三阴经（肝、脾、肾）之始，三阳经（胃、胆、膀胱）之终，足部穴位六有余，密切联系人体五脏六腑”。《礼记》详细记载了中草药为汤、浸泡或熏蒸患者足部的疗法。足浴时，中草药的热气可以扩张足部的毛细血管，热气中的有效降压成分可以通过毛细血管和经络巡行身体各部位，达到辅助降压的目的。常用的足浴配方有：

①取夏枯草 30 克，钩藤、菊花各 20 克，桑叶 15 克，煎水浴足，漫过足踝为好，每日浸泡 1 ~ 2 次，每次浸泡 10 ~ 15 分钟。

②取钩藤 20 克，煎碎，用布包冰片少许，于每日晨起和晚睡前放入木盆内，加热水浴脚。每次浸泡 30 ~ 45 分钟，10 日为一疗程。

足浴应注意哪些问题呢?

①足浴时间不宜过长，并始终保持水温温暖，尤其是在冬季外界温度较低的时候更需要注意这一点。

②足部有外伤或者有炎症时，避免足浴，以免发生感染。

放松疗法在身边

※ 音乐是抗高血压的良药

音乐疗法是借助音乐的节奏和曲调，通过心理和生理调节达到预防和治疗疾病的目的。乐曲对于治疗疾病的积极作用，早已为中、西方医家所认同。音乐与人体的生理活动振动产生共振，是东西方音乐疗法与现代医学理论的基础所在。当乐曲与人体内的生理活动（脑电波、心率、心律、呼吸等）频率相互一致时就会产生共振，引起一系列的生理反应，如诱发 α 脑电波、促进脏腑活动、促进胃肠蠕动、推行血流、通畅精神等生理活动。研究显示，某些音乐特有的旋律与节奏可以降低血压，减慢基础代谢和呼吸的速率。同时，由于中、西医理论体系的差别，中、西医对于音乐疗法对高血压的影响在认识上有所不同。

1. 东方古典五音降压法

早在两千多年前《黄帝内经》就已提出“五音疗疾”的理论，并且不断将其丰富和发展。中医学理论认为，五脏可以影响五音，五音可以调节五脏，相互之间有联系。“百病生于气，止于音也”，足见音乐之神奇。同时患者应根据个体的情况和脏腑之气的差异，欣赏不同的音乐，这样就可以借助五音调理五脏，从而达到防病、健身、治病、疗养的目的。宫商角徵羽五音的调和与搭配，不仅是旋律优美，同时也是一剂调理肺腑脏器的药方。

传统医学中还将角、徵、宫、商、羽这5个音阶分别赋予了五行的属性：木（角）、火（徵）、土（宫）、金（商）、水（羽）。高血压患者大多为“肝阳上亢”型，表现为肝，中医属脏腑，与木最为密切。肝属木，主疏泄，能调节人的情志活动又藏血，贮藏血液、调节血量的作用，五音中对应“角”。角音，相当于简谱中的“3（Mi）”，属木，主生发，通于肝，能促进体内气机的上升、宣发和展放，具有疏肝解郁、养阳保肝、补心利脾、泻肾火等作用。以角音为主的角调式乐曲主要有：《胡笳十八拍》、《春风得意》、《月光下的凤尾竹》、《花儿为什么这样红》、《江南好》等曲目，其中以古典乐曲《胡笳十八拍》为佳。《胡笳十八拍》中属于金的商音稍重，恰好可以克制过分生发的木气，同时曲中恰到好处地配合了适度的属于水的羽音，又可以很好地滋养木气，使木气顺畅。因而此曲欣赏是有利于达到练达木气，从而达到疏肝解郁的目的。高血压选择乐曲的简易方式是，选取竹木乐器演奏的音乐，如笛等，其声音婉转悠扬，可以使人心胸舒畅，平和缓解烦躁易怒的情绪。

2. 西方音乐宁神之效

西方医学认为，音乐疗法除了拥有产生共振的生理学作用外，还可以在心理上引导患者消除不良情绪，从而直接或间接达到辅助治疗疾病的目的。当人们处于优美的音乐环境中，其美妙的音响可以提高大脑皮层的兴奋性，诱发α脑电波的增加，从而平定人们激动、紧张、焦虑、忧郁等不良情绪，引导和改善人的心理状态，从而影响生理活动，有益于健康。因此音乐疗法曾经又被称为“心理音乐疗法”。

自20世纪40年代起，音乐治疗逐渐作为一种医疗手段来辅助治疗一些疾病或症状，尤其是在精神症状改善和精神疾病康复方面其作用表现尤为突出。音乐疗法的对象大多数是针对有淡漠、退缩及思维贫乏等症状的患者，具有较好效果。在具体实施音乐治疗时，关键是要选择能影响患者情绪心理的音乐曲调和节奏。应针对不同高血压患者伴发的不良情绪进行有针对性的选择，让情绪激越、兴奋易怒的人听平和忧伤的乐曲，可以借用乐曲调节情绪，帮助患者宣泄不良情绪。一般原发性高血压病人最适宜听抒情音乐。有研究显示，听一首抒情味十足的小提琴协奏曲之后，患者血压即可下降10～20mmHg。原发性高血压病人需要的是平和的心态和心境，最忌讳和要避免的是节奏过于激烈的摇滚和说唱音乐等曲目。

总之，应该提倡根据患者的年龄、文化背景、修养程度、平素对与音乐曲目的兴趣和爱好及体质的差异性进行选择，以保证患者在个人喜好的音乐中获得放松，达到调节心态、辅助平和血压的目的。

※ 书法、绘画艺术中的降压理念

古往今来，人们都将“琴棋书画”作为修身养性的重要手段。因此，书画艺术对于控制高血压患者血压水平的作用不容小觑。高血压的书画辅助疗法的作用是指通过欣赏、临摹和练习书法及绘画，从而达到心神专一、思维平静，进而达到治病养生的目的。

1. 学习书法、绘画艺术为什么可以降压

书画的欣赏是一种高尚的艺术享受，观赏者在欣赏经典书画艺术作品时，可以进入忘我的境界，陶冶人的性情，使人们脑海暂时避开尘世喧嚣，得到一份内心的安宁，有利于改善高血压患者的紧张、焦虑和易怒等情绪。临摹书画创作，具有调节生理和心理两方面的益处。练习书法时，头部端正，两肩平齐，胸张背直，两脚平放。此时精神集中，心正气和，心中无万念，将全身之精力贯注于笔端，并且灵活自如地运用手、腕、肘、臂，调动全身的气和血，使全身血气畅通，促进血液循环和新陈代谢，人体在感受一种美的心境，使人体内的各部分机能得到有益的调整。书画艺术的降压作用是能调节情绪、疏肝理气、平肝潜阳。当人们挥毫泼墨之时或潜心欣赏书画时，杂念被逐渐排除，因而可以使郁结的肝气得以疏解，上亢的肝阳得以下降，上升的血压得以降低。有人将经常练习书画者与初学书画者进行对照观察，结果两组血压均有不同程度的下降，但经常练习书画者的降压程度明显优于初学书画者。

2. 高血压患者练习书法绘画应注意哪些问题

高血压病患者进行书画练习一般没有严格的禁忌证，只要注意每次练习书画时间的不宜过长即可，每次以 30 ~ 60 分钟为宜，

不宜操之过急。绘画时要注意自己的心情，若情绪不良时不必勉强，劳累之时或病后体虚，不必强打精神，本已气虚，再耗气伤身，会加重身体负担，不利于病体的恢复。饭后不宜立即写字作画，饭后即刻伏案不利于食物的消化吸收。

※ 花卉园艺的降压作用

“桃花坞里桃花庵，桃花庵里桃花仙。”栽培花卉、欣赏花朵、嗅闻花香，甚至品尝鲜花制作的菜肴，不仅是一件风雅之事，也可以帮助高血压患者缓解不良情绪，从而稳定血压。

1. 缓解疲劳、稳定血压

花卉园艺的劳作不同于平时的生产劳动。园艺是基于人们自身兴趣而自主选择的劳动，其中没有过多的功利性，因而从事园艺劳作时的心情是愉快和轻松的。日本一项研究显示：每日在园林中活动可以使身体疲劳的时间减少 80% 左右。经常置身于芬芳幽静的花木丛林中，可以使呼吸变得均匀缓慢，每分钟的脉搏也可以减少 4 ~ 8 次。高血压患者闲暇时间可以从事一些简单的园艺劳作，比如栽培一些自己喜欢的植物，为它们浇水、施肥、除虫、松土等，可以达到舒活筋骨、锻炼身体的目的。

2. 放松心情控制血压

花卉赏心悦目。鲜艳的花朵和绚丽的色彩，不仅给人以视觉的冲击，也给了人们不少的精神享受。无论是天香国色的花王牡丹、静谧空谷的一支幽兰，还是出淤泥而不染的荷花。赏花人是在赏花，也是在进行心灵的洗礼和灵魂的荡涤。阵阵花香袭来，刺激着人们的嗅觉细胞，通过神经的传导激活大脑皮层，进而产生心旷神怡的感觉。在天人合一的境界中，一切俗世烦恼都被抛到脑后，自然就有了心情的放松和情绪的改善。高血压患者可以经常到花园中走一走，淡忘一些不快和紧张，这样有利于稳定和控制血压。

3. 药食兼用、防病养生

有些品种的花是可以制作成菜肴或果酱的。花朵是植物的精华所在，其中的营养成分比花茎和叶子中的高出数倍，花卉做菜可以使得菜肴色泽鲜艳，味道清香。还有一部分花卉有药用的作用，如菊花、牡丹、芙蓉、芍药等，用它们做菜可以达到养生防病的目的。但是需要注意的是，一些植物是正常人不能食用的，如曼陀罗、夹竹桃、虞美人等。

※ 心理暗示可以缓解高血压

1. 什么是心理暗示

心理暗示是指“用含蓄、间接的方式，对别人的心理和行为产生影响”。在本质上是人的情感和观念的一种表达。心理学家巴甫洛夫认为：暗示是人类最简单、最典型的条件反射。从心理机制上讲，它是一种被主观意愿肯定的假设，不一定有根据，但由于主观上已肯定了它的存在，心理上便竭力趋向于这项内容。人们一般都会受到暗示，因为接受暗示性是人的心理特性和本性，是一种无意识的自我保护能力，当人处于陌生、危险的境地时，人会根据以往形成的经验，捕捉环境中的蛛丝马迹，来迅速做出判断。这种捕捉的过程，也是受暗示的过程。人们为了追求成功和逃避痛苦，会不自觉地使用各种暗示的方法，比如困难临头时，人们会相互安慰："快过去了，快过去了。"从而减少忍耐的痛苦。人们在追求成功时，会设想目标实现时非常美好、激动人心的情景。这个美景就对人构成一种暗示，它为人们提供动力，提高挫折耐受能力，保持积极向上的精神状态。马克思说过："一份愉快的心情胜过十剂良药。"

2. 两种心理暗示方法

暗示分自我暗示与他人暗示两种。他人暗示即咨询者对来访者进行的暗示。它主要是利用咨询者的威望，把某种观念含蓄地传递给来访者，从而增进或改善来访者的心理状态、调节其行为或生理机能，达到咨询和治疗的目的。在他人的暗示下，产生的效果很大程度上取决于暗示者在被暗示者心目中的威信。自我暗示是指自己接受某种观念，对自己的心理施加某种影响，使情绪与意志发生作用。积极的自我暗示，有利于身心健康。受试者必须消除自己的精神负担，尽量减少不利于心理健康的自我暗示，培养积极、乐观的自我暗示，使之朝着符合治疗要求和有益于祛除病症的方向发展。

在临床中，暗示可以治疗和辅助治疗疾病。在心理咨询中，咨询者常采用言语或非言语的手段（语言、手势、表情、动作以及某种情境等）含蓄地间接地对来访者的心理和行为施加影响，引导来访者顺从咨询者的意见，从而达到某种咨询的目的。

3. 怎样进行心理暗示

①暗示要含蓄。越含蓄的暗示，其效果越好。因此在心理咨询和暗示中最好尽量少用命令方式去提出要求。若能用含蓄巧妙的方法去引导，就能获得更好的效果。

②暗示应具有艺术性。暗示时力求配合适当的艺术形式，如趣味性的故事、竞争性的游戏等，借助于形式、色彩、韵律和节奏，通过非理性直觉，直接诉诸于人的情感，使受试者在积极的氛围中接受积极暗示，促进良性的心理的产生。

③暗示可以选择“回避”。应用内部暗示原理，在自己心情不好时，不去想，那么就可以减少或避免那种情绪的加深，达到调节情绪的良好目的。

④每个人都有自己的“情绪周期”，有时人们难免会陷入莫名的情绪低迷阶段。这时就应该先做些简单的工作，不要给自己增添过重的负担。某研究所著名的科学家英年早逝，众多亲朋好友出席殡葬仪式，哀乐响起，种种往事历历在目，同窗心情悲痛，泣不成声，仪式刚刚结束，一名送行者就头痛倒地，经抢救方知：在怀念故友时，情绪诱发脑血管病发作，留下终身的残疾。因此，在特殊的不利环境和情绪波动时更应该稳定心态，注意身体的有效调节。我们可以在自己情绪高涨的时候处理那些令人感到棘手的问题，因为好心情能激发饱满的工作热情，促使人们增强信心，产生知难而上的挑战欲。人在良好的状态下迎接挑战，可以淡化畏难情绪。同时应该多给自己一些激励与信心，相

信自己并不比别人差。

积极的暗示的过程，包含了一种心情的自我调整，使全身机能处于一种合理的兴奋的状态，导致机体舒适、情绪饱满。如战争时期的许多英雄人物，身体受重伤还可继续坚持战斗，并经抢救之后起死回生，是积极的心理暗示战胜了一般常人难以想象的伤痛。因此，积极的心理暗示有益于控制血压。

自然疗法很方便

※ 优质睡眠的姿势与时间

1. 高血压患者的睡前准备

①晚餐少吃：晚餐应清淡，吃一些易消化的食物，进食量要少。不要因害怕夜间多尿起夜而不敢饮水或喝稀粥。

②睡前少玩：一些较容易兴奋的活动如球类比赛等。晚上下棋、打麻将或打扑克一般以 1～2 小时为宜，不可过于认真或激动。晚上不要看过于刺激性的影视片、书刊或做剧烈的活动。

③要求自然入睡：夜晚入睡前闭目静坐一会儿，自然入睡，不要养成依赖安眠药入睡的习惯。

④按时就寝：上床前可用温水洗脚，然后按摩一下双足及双下肢，以促进下肢的血液循环。

2. 高血压患者适宜右侧卧位

睡觉姿势有仰卧、俯卧、右侧卧和左侧卧四种。其中，右侧卧最符合人体力学，也是感觉最舒服的姿势之一，很容易催人入睡。医学专家指出，这种姿势可以使人的肢体自然弯曲，人体脏器保持自然位置——心脏处于高位，不受压迫；肝脏处于低位，供血较好，而有利于新陈代谢；胃内食物还可借重力作用，向十二指肠推进，以促进消化吸收。同时，右侧卧位使周身处于放松状态，呼吸匀和睡眠稳定。以这个姿势入睡时，左手可自然放于左侧大腿上，双脚为交叉的状态，也可以在上下两只腿中间放一个抱枕，腰部会感觉到更舒服一些，睡眠也会更踏实一些。

高血压患者在不明显改变自己睡眠姿势时，以右侧卧睡眠为佳。虽然右侧卧睡觉科学，但选择睡姿也要根据个体情况，尤其是高血压患者伴发其他疾病时更要注意睡眠姿势的变化。如伴有右侧胸部或肺部疾患的高血压患者，不适合选择右侧卧位，此时可以选择仰卧位、平卧体位的睡眠姿势。枕头的高度约为 15 厘米，过高或过低皆可产生不适感。伴有打鼾和有呼吸道疾病的高血压患者也不适宜仰卧睡眠，因为仰卧位虽不会压迫身体的脏器，但容易阻塞呼吸道。同时，睡眠体位不要过于僵直、固定，可以自然调整和翻身，不必拘泥于固定的卧位姿势影响到身体的休息。

3. 起床要缓慢

高血压病患者晚间或早晨醒来，不要急于起床，可在床上仰卧片刻，活动一下四肢和头颈部，使肢体肌肉和血管平滑肌恢复适当张力，以适应起床时的体位变化，这样可以避免头晕。要求慢慢坐起，稍活动几次上肢，再下床活动，提倡 3 个半分钟，即起床前在床上静躺半分钟，接着在床边坐半分钟，站起后床边站半分钟再行走。这样人体的血压不会产生较大的波动。

4. 中午小憩能稳定血压

高血压患者每天要保证充足的睡眠，一般以 7～8 小时为宜，老年人可适当减少至 6～7 小时；中午最好小睡片刻。研究表明，午饭后小睡 30～60 分钟，有利于人体放松，高血压病人午后小睡片刻，可以降低脑出血发生的风险。无条件午睡时，可以坐在沙发上闭目养神或静坐，使全身放松，有利于降压。

※ 着装衣物的松、柔、软

1. 着装要“三松”

俗话说“穿衣戴帽，各有所好”。高血压病患者多为中老年人，因此这类人要强调“三松”：首先，裤带宜松，最好不用收缩拉紧的皮带，宜采用吊带式，减轻对周身的束缚，以避免对周身的血液循环产生影响。其次，穿鞋宜松，以宽松舒适为度，多穿布鞋，避免对末梢血液循环产生影响。最后，衣领宜松，尽量不系领带，如遇必须系结领带时，应尽可能宽松。欧洲中世纪之前，上流社会的男士为了让颈部显得好看，经常会选用一种金属支撑架，衬于衣领之内。这种支撑物紧紧地束缚着脖子，很容易引起血压波动。因为颈部颈动脉是调节血压的一个重要部位，过紧的领带会因影响到该组织对于稳定血压的调节。对于高血压病患者来说，任何不起眼的人为因素都可能促使血压升高。

2. 为什么高血压患者的裤带宜松不宜紧

高血压病人常伴有动脉粥样硬化症的发生，而且动脉粥样硬化几乎分布了全身，其病理变化反应也是全身性的。以大腿股动脉为例，其动脉粥样硬化时血管腔狭窄，若此时过分勒紧裤带，则会进一步增加腰以下部位血液流动的阻力。为了维持人体下半身正常的血液循环，心脏这个“动力泵”不得不反应性地提高功率，血压也就随之增高。这种血压突然升高的结果，有时会产生严重机体不良反应。对于鞋带、衣领以及手腕扣夹的表带等，都是同样的道理，均须注意宜松不宜紧，以自然、舒适为度为佳。

3. 介绍几种药枕

药枕是衣冠疗法的一种。所谓衣冠疗法，就是将药物放在衣服鞋帽甚至枕头之中，让人们在自然穿戴时接触，从气味和外表面上与该药均有接触和感应，从而达到健身、防病、治病的效果。其中尤其以药物枕应用较为普遍。

①蚕沙枕：将夏季收集的家蚕幼虫的新鲜粪便（“蚕沙”），将其装入枕芯制成药枕，也可以从市场上购买质量合格的“蚕沙枕”。在自然的睡眠中感应该药的药性，达到祛痰除湿，适用于痰浊内蕴引起的高血压患者。

②菊花枕：取白菊花约 2 千克，晾干，装入枕芯制成药枕。菊花闻之能明目清头风，可以镇肝熄风，泻火明目，适用于肝阳上亢型高血压患者。

③绿茶枕：将浸泡过的绿茶茶叶渣 2 千克，晾干，装入枕芯制成药枕，可以清凉降火，适用于肝火上炎型高血压患者。

④决明子茶枕：取决明子 3 千克，洗净晾干，装入枕芯制成药枕。

⑤绿豆枕：精选生绿豆 2 千克，去除杂质，装入枕芯制成药枕，具有清凉降压的作用。

4. 选择、制作药枕应注意哪些问题

①药枕的包裹用料宜选择松软、纤薄、透气性良好的棉布、纱布，有利于药物气味的挥发。

②药枕枕芯底层可以加用塑料布 1 张，以防止药物渗漏和污染床上用品。

③ 药枕的长度一般以 60 ~ 90 厘米为宜，宽度可以为 30 厘米。可以根据个人偏好和习惯进行调整，但枕头高度不宜过高，避免睡眠时感觉不舒服。

④每周药枕的使用时间应不少于 6 个小时，如果发现药枕气味走散，应及时更换药枕芯。

⑤药枕应放在枕骨位置，该部位对枕部的风池穴有一定的压迫刺激作用。

⑥药枕使用过程中，如一旦出现过敏症状或不适，应立即停止使用。

⑦药枕使用过程中，出现病情加重的情况时，应及时就医，明确其病情以及不良反应的原因，以免耽误病情。

※ 保持良好的心态

性格是个性的中心，是一个人最鲜明、最重要以区别于他人

的个性化的心理特征。性格的产生受自身高级神经活动的直接影响。高级神经活动的类型在解剖上的特点，是性格发展的必要生理基础。因而即使在同样环境中成长的人，其性格也会有很大的差异。一个人的性格，直接反映了其胸襟、气度、脾气、意志和性情，同时性格也会反作用于人体。研究表明，高血压疾病多发生在性格固执、多愁善感、焦虑、易激动、消极、刻板、苛求的人群中。因此，培养良好的性格对于人体健康至关重要。良好的性格包括坚定沉着、宽容豁达、热情冷静、果断敏捷、愉快乐观等品质。

1. 如何应对不良情绪

人们的情绪是随着环境和事件的产生刺激而波动的。高血压或高危人群由于自身存在着肝阳上亢、肝气不舒等因素和血压的不稳定性，更容易发怒或者暴躁，遇见事情也更容易情绪激动。应对不良情绪的方式不外乎两种：顺势宣泄、旁引疏导和理智息怒。

（1）顺势宣泄

①首先要宽容。在发生争执时可以顺从对方的心意，尤其在对方气头上，可以待其事后平静下来再作理论。在宽容别人的时候也在修养着自己。

②针对引发不良情绪的原因，有针对性地进行分析和解释，解除误解，帮助恢复平静心态。

③直接宣泄法。有的高血压患者长期感到委屈，情绪影响造成血压升高，患者可以向亲朋好友尽情地倾吐委屈，甚至可以尽情地大哭一场。研究表明，眼泪可以冲刷掉眼睛内的代谢废物，

改善情绪、减轻痛苦，而含悲忍泪，掩面呜咽对高血压患者是一种不良的影响。

（2）旁引疏导

①转移注意力。用语言、音乐等各种方法转移注意力，或者提起一些令人开心或者感兴趣的事物，以便快速调整自身的不良情绪，恢复平静的心态。

②借助敬佩和信仰的人物和事迹，进行自我教育和鞭策，逐渐改变自己的情急鲁莽情绪。

（3）理智息怒

贪嗔、妄痴是大多数凡人难以逃脱的情绪，但是人类特有的理智可以与之抗衡。高血压患者由于一时情绪激动导致病情发展，发生脑出血的病例不在少数。在认识到不良情绪对于高血压的影响后，应该依靠理性控制情绪，做到“息怒”是有必要的。提倡静神养生的老子，提出“无为”的理念，即摒除杂念、清心寡欲、神清志明而不胡思乱想。高血压患者应该做到情绪平和，心境安定，避免突然的情绪波动就可以减少发生心脑血管疾病的患病风险。

2. 笑对人生

人生百年，光阴短暂，我们就更不应该让一些忧郁、愤怒的不良情绪困扰自己。人们常说“笑一笑，十年少”，是有一定道理的。

笑是国际通用的和善语言，笑不仅是面部的肌肉活动，而且几乎动用了全身各个系统。笑可以促进膈肌运动，加深呼吸程度，长此以往能增加肺活量，增强心肺功能；笑也可以促进腹部胃肠运动，哈哈大笑甚至会使四肢的血液循环都会加快，从而整体上推进了人体新陈代谢的速度。同时，笑可以调节人们的情绪，激活脑部皮层部分神经细胞的活性，进一步通过神经体液调节来缓解躯体的疲劳和精神的倦怠。笑是一种淡泊的人生态度，是一种乐观的处事心境，是高血压患者防止血压升高的有效行为。笑就是一面镜子，你想笑它就笑，你想哭它就哭，哭笑完全是由个人来抉择。但是任何事情都不可过度，《岳飞传》中的牛皋抓住金兀术后兴奋之余，出现了气死金兀术，笑死牛皋的一幕，所以，高血压患者不宜过分大笑，甚至笑得上气不接下气，因为这样会导致脑部供血障碍，从而发生脑卒中。

※ 四季如何保持血压稳定

1. 春秋季节如何保持血压稳定

春秋季节转换时气候多变，血压也会出现较多的波动，因此春秋季血压测量次数应适当增加，尤其是出现头晕等症状时。另外，在饮食和睡眠方面也要多加注意。春季不宜多食海鲜蟹类，秋季不宜多吃油腻油炸、高脂肪、高热量的食物，可以多吃一些水果和蔬菜，尤其是苹果和豆类等。人们常说“春困秋乏”，人们在春秋之际可能会感觉困乏疲劳，可以适当增加睡眠时间，因为充足的睡眠是保证血压稳定的必要条件。

2. 夏季如何保持血压稳定

夏季由于周身血管扩张，加之容易出汗，血压会有所降低，一般会低10mmHg左右。此时降低的血压常会误导患者，使他们认为高血压已经得到控制，不需要再吃降压药了。事实上，高血压患者夏季发生出血性脑卒中的风险却相当高。夏季人们入睡后，迷走神经兴奋造成血管收缩，而脆弱的脑部血管首当其冲深受其害，尤其容易发生脑出血或脑梗塞。一个医药销售员，平时喜欢多吃鱼肉，工作紧张无规律，一日在外喝了很多冰镇啤酒，回家后迷迷糊糊，打开空调，闷头迎风而睡，清晨起来突感腿脚不利索，去医院就诊，及时溶栓抢救治疗，没有留有明显的后遗症状，却留下了深刻的教训：夏季饮食不宜贪凉，睡觉不宜贪凉，室内外温差不宜过大，尤其是在夜间，迷走神经兴奋性增强造成血流缓慢，因而也容易出现脑梗塞的病症。因此在夏季，虽然血压有所降低，人们可以根据自身情况以及医生的建议，适当减少药量或调整服药次数，但是不能突然停药。

3. 冬季如何保持血压稳定

冬季室内外温差较大，对于人体血管功能影响较为明显，因此血压值会出现偏高的现象。一些患者辛辛苦苦控制稳定的血压，在冬季没有出现其他任何诱因的情况下，血压值会突然升高；或者有的患者本来就处于高血压的“不稳定状态”，经常波动在140/90mmHg附近，而在冬天也会升至140/90mmHg以上，并且居高不下。此时这些患者可以适当增加药物剂量和服药次数，来稳定血压。同时冬季人们户外活动量减少，可以使体重增加，不利于血压的控制。因此冬季高血压患者可以选择在室内进行锻炼，并保证室内温度不高于26℃，以免室内外环境温度差异较大引发血管骤然舒张和收缩，增加脑血管疾病发生的风险。

给高血压患者的几个建议

※ 建立科学的生活方式

1. 白领一族切勿忽视健康

白领一族，通常是指年龄比较年轻、工作环境优越，有良好的文化教育背景的人群。这些人工作压力大，自信而又积极进取，工作节奏很快，经济收入不错，身体条件好，因而忽视自身的健康状态，是亚健康的主要人群，高血压疾病通常也格外青睐白领一族。

“白领高血压”是白领一族患高血压的简称。由于这种人群相对工作时间长，压力大，精神紧张，多劳累，生活常无规律性，加上疲劳、抑郁等不良症状，使得该人群成为高血压、冠心病、胃病的高发群体。每年发生的中年知识分子过劳而逝的报道，一般都与高血压有一定的关联。目前的研究显示，工作时间过长，经常加夜班，压力过大，睡眠不足情绪不稳定及遗传等因素是引发高血压的主要原因。

白领一族患高血压的临床表现，通常是以心率过快为突出症状，男性正常为83 ±7 次/分钟，女性为81 ±6 次/分钟。心率增快与机体交感神经兴奋性的升高、迷走神经的协调性降低有关，因此使用β－受体阻滞剂的降压药物有较好的治疗效果。然而仅仅依靠药物并不能从根本上解决白领一族的健康问题，特别是高血压疾病的治疗，理想的状态是，建立科学的生活方式，劳逸结合，合理安排饮食，在此基础上配合相应的非药物治疗，这样高血压的治疗才能够获得事半功倍的效果。

2. 夫妻和谐相处

不良情绪可导致人体血压升高。夫妻一旦发生争吵，双方常被愤怒、不满、憎恨等多种不良情绪所困扰，这时肾上腺素类物质分泌增强，可使血压升高，引发脑出血和心脏病的发作。即使夫妻间不争吵，处于冷战的状态时，但郁闷的情绪也会对血压造成不良的影响。临床上曾碰到过这样一例病历。一位30余岁的家庭主妇在夫妻争吵后突然发病，临床诊断为脑部动脉瘤破裂出血，生命危在旦夕。当时丈夫愧疚不已。家人复述发病的情况时，不断地责备自己，因为一点小事情就争吵，两人都不相让，以至于相互辱骂起来，当时在气头上，骂的是什么自己都不记得了，但突然间妻子倒在地上，真是没有想到，就因这么一点芝麻大的事情，造成如此严重的后果，丈夫后悔极了。

家庭是缓解精神压力、控制血压的最佳的场所，可以回避掉许多诱发血压升高的不良因素，诸如，外界不良信息引起的苦恼和无奈，均可在亲人间的相互交流中给予化解。可以说，家庭的幸福和谐是辅助治疗、平稳降压的灵丹妙药。

3. 以车代步不可取

现代交通工具和家用小轿车日益普及，为日常的工作和生活带来了极大的便利和享受，同时也给我们的健康带来了弊端。从生物学的角度看，从猿到人，行走是生命之必须。由于年轻办公一族工作时均以坐姿为主，行走的机会少，加之个人认识不同，有些人即使到很近的地方出门购物也愿意以汽车代替步行。固然，开车是享受了现代交通工具给予人们的一种快乐，但长此以往必然退化了人体肢体的有效功能，带给我们的只能是头脑神经的发达，肢体行走的不利，大腹便便的体态会造成机体器官的多病。因此我们给予的警言是：出门不打的（出租车），上楼不乘梯（电梯），旅游走起来，行走足着地踮起来（参照前章节的七踮八跷百病消的健身内容），是改变不良行为的一种有效措施。步行的好处前面已经述及，在这里我们要列出爬楼梯的好处：爬楼梯的热量消耗是静坐时的 10 多倍，甚至比散步还高 3 倍。爬 10 层楼梯的运动量大致相当于慢跑 1000 米的运动量。当然，爬楼梯的运动并不适合于所有人，对于膝关节、踝关节有损伤的人，或严重心脏疾病患者来说，爬楼梯会加重关节损伤和心脏负担，不利于自身病情的控制和恢复。一般爬楼梯以慢、中速度即可，不可以改成“跑”楼梯。若开始时感觉吃力，中途可以休息或换乘电梯，但是即使是这样，也应该坚持下来，并循序渐进地增加爬楼梯的时间或运动量以达到降低血压的目的。锻炼时间以 20 分钟为宜，尽量不要选择饭后或临睡觉前爬楼梯，否则会影响胃肠消化食物的功能，或者导致精神亢奋不能入睡，反而起不到降压保健的作用。

4. 餐馆不能代替家庭餐饮

（1）餐馆烹调菜一般都是依靠色香味来吸引人，因此用油量较大。如果就餐人数少，点菜多是浪费，点菜种类少，单调的食物又不利于机体对营养素的全面摄取。

（2）在餐馆就餐容易多吃一些家庭不易制作的油炸、海鲜类食品，习惯以肉、蛋类食品代替多种维生素类的菜品，使得蛋白质摄入量过多，从营养成分上就不够合理。同时餐厅多以大众口味为主，其食物多偏咸，长此以往养成习惯，不利于健康。

（3）白领一族有时为了方便和快捷，会选用一些快餐食品而代替了中晚餐主食，使食品的摄入更加单一。同时快餐食品为了保存，会含有一些防腐剂等添加品，对人体健康不利。

（4）家庭中就餐环境大多比较安静，可以减少不必要的嘈杂。同时菜品可以根据个人口味和健康状况进行烹调，特别是家庭自制的一些汤类有益健康。在家庭就餐中，劳作也是一种家务劳动，可使精神放松，同时又达到了科学膳食的目的。

5. 女士着装应注意保暖

有些追求时尚和追赶潮流的年轻女士，常在天气变凉的秋冬季节为了保持“风度”而忽略“温度”，穿着过少或过于暴露，这样对健康十分不利，尤其是在月经来潮时。脚底有一重要的穴位，即涌泉穴——人体的第二心脏，足部的保暖可以增加血液循环。在人不能改变外环境的情况下，天人合一的境界是通过人的自身机体调整来完成的，所以穿衣保暖是健康生活方式的一部分。

6. 树立健康的人生观

健康是人生财富之首。如果没有健康的身体和心灵，单纯的物质财富并没有很高的存在价值。因此健康的新观念是：健康不仅是心理的、身体的健康，更重要的还包括了社会人际交往的、精神的健康。在人生的不同阶段我们都应该强调健康。健康应该从青少年抓起，避免小儿得中年人的病，青少年得老年人的病，同时提倡老年人要健康，即健康老龄化。

7. 锻炼不要局限在健身房

锻炼，如果仅局限于每周 1 ~ 2 次的健身房操练是达不到健身的目的的。日常的锻炼还应包括：每日坚持走万步，上下楼，伏案工作坐姿端正，工作间可适量地做一些运动，可以活动一下四肢，避免疲劳过度，积极预防颈椎病和腰肌劳损等。

8. 科学应对电脑综合征

“电脑综合征”是最近几年才出现的一个概念，电脑显示器亮度高、有闪烁、带辐射，长时间注视，易导致临时性近视，同时由于眨眼次数减少引发视觉疲劳，眼睛常出现干涩、发红，有灼热感等症状，剧烈时会引起呕吐。长期久坐和计算机操作还会伴额部等部位的疼痛。操作电脑过程中注意力高度集中，眼睛和手指快速频繁运动，会产生生理、心理不完全一致的情况，从而产生头晕目眩、失眠多梦、神经衰弱、机体免疫力下降等症状。同时，长期面对电脑工作、过度上网容易使人产生社会隔离感以及沮丧、孤僻、悲观等心理障碍，甚至诱发一些精神方面的疾病。

那么，我们应该怎样应对电脑综合征呢?

①注意正确的姿势。操作电脑时坐姿应正确舒适，将电脑屏幕中心位置安装在与操作者胸部同一水平线上，眼睛与屏幕的距离应在40~50厘米，最好使用可以调节高低的椅子。

②注意工作环境。电脑室内光线要适宜，不可过亮或过暗，避免光线直接照射在荧光屏上而产生干扰光线。

③注意劳逸结合。一般来说，电脑操作人员在连续工作一个小时后应该休息10分钟左右。

④保持皮肤清洁。应经常保持脸部和手的皮肤清洁，防止静电辐射。

⑤注意养成良好的卫生习惯。电脑操作者不宜一边操作电脑一边吃东西，也不宜在操作室内就餐，否则易造成消化不良或胃炎。手频繁地接触电脑键盘容易带菌，所以工作完毕应洗手。

⑥使用电脑时如能采取一些防护措施，能减少电脑带来的伤害，例如，在电脑屏幕前加一个视保屏，就能减少屏幕对眼睛的刺激。

⑦调整身心、纠正错位的思维定式，并在此基础上处理好各种人际关系。

⑧加强自我保健意识，采取必要的预防措施。如工作前适当准备，工作中适当休息，工作后适当放松，平时加强体育锻炼。

⑨补充必要的营养素，多吃富含维生素和蛋白质的食物。

⑩定期体检和自我心理测定。发现问题，立即进行调整，以缓解有关症状。

⑪不长时间上网，尽量控制上网时间和次数。

⑫操作电脑时可饮用绿茶，因其中含有茶多酚等天然抗氧化物，能有效预防电磁辐射引起的电脑综合征。

9. 改变夜间不睡、早晨不起、不吃早餐的坏习惯

“日出而作，日落而息”是长期以来人类适应环境的生存之本。然而，随着现代社会的发展，日常工作节奏的加快和外界的多重压力，越来越多的人利用夜间来“补课”；有的是天生的“夜猫子”，就喜欢夜晚泡吧、上网；还有的是不得已而为之，他们的工作性质就是夜班。熬夜是健康的一大“杀手”，长期睡眠不足是罹患高血压的一个重要致病因素，而心血管疾病与睡眠障碍确实有关。如果只睡很短时间，就会提高血压和心率的平均水平，由此会增大心血管系统的压力。在压力最大的中青年人群中，平均每晚睡眠不足 6 小时的人罹患高血压的概率比睡眠充足的人高一倍多，即便排除了肥胖与糖尿病等因素，睡眠不足与高血压之间仍然关系密切。

熬夜的结果不仅仅是睡眠不足，还会因为第二天晚起而忽略早餐。我国年轻人约有半数人经常不吃早餐。究其原因，大多数人是由于现代生活节奏快，夜生活丰富，晚上睡得迟，早上起得晚，来不及吃早餐或随便吃一点，便匆匆去上班。也有人为减肥而不吃早餐。在美国第 43 届心血管病流行病学及预防年会上，有关专家告诫人们，不吃早餐的人反而容易肥胖，且患糖尿病和心血管病的危险也显著增加。

10. 面对压力应有阳光心态

在遇到烦恼时，先洗一个畅快淋漓的温水澡，以促进全身

血液流通，缓解周身疲劳，然后再听一段音乐，使得自己郁闷的情绪得到发泄，也可以通过大哭和流泪进行自我情绪的解脱。另外，情绪不好时还可以和家人好友交流畅谈，请求其给予指导帮助。当然，书法绘画的兴趣也可以驱散不快。书画的享受是一种阅历的升华和精神财富显示。总之，要利用一切可以利用的手段和方式，让自己内心充满阳光。

11. 餐桌酗酒不应是工作内容

劝酒、大量饮酒不应成为工作的一部分。为了工作培养自己的饮酒能力是不可取的，也是一种不正常的工作流程。好的企业不是靠酒瓶发展的，不应依靠简单的餐桌文化来争取合同和项目的，这其中有更多靠不住的因素。如果只靠吃吃喝喝、送礼落实项目是危险的。何况大量饮酒有损健康，既影响到工作还影响到家庭，是一件得不偿失的事情，如此愚蠢的行为实不足取。

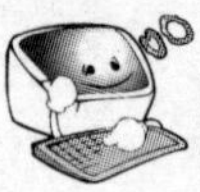

相关知识链接

高血压患者应做的几件事情

1. 乘公交外出少乘一站车。坐公交车时，每天少乘一站车，用步行代替乘车的路线，这样就能够增加每日的活动量。提高有效的运动量对于血压的稳定性是有益的。

2. 如果办公室是在高层楼，可以先走几层楼梯，然后再乘电梯。以后逐渐增加行走的层次。

3. 每工作两小时站起活动一次。工作再忙也应该创造条件站立活动一下。如果担心在办公室活动会影响他人，可到楼道或卫生间区活动一下。

4. 如果午餐是盒饭，最好能带一点水果，以弥补工作餐中的维生素类的不足和食品的单一性。餐后还可散步或靠在椅子上休息片刻，对于调节血压是有效的。

5. 晚饭自己做，节俭又健康。餐馆就餐一般口味偏咸，油腻较重，脂肪量较多，长期食用对血压不利。

6. 休息日最好做健康运动，不要总在家睡觉或看大片，最好是去健身或参加一些室外的休闲活动，这样有利于机体的放松和休息。

7. 还应该根据血压的情况调整药物，高血压患者应该坚持长期的药物治疗。

※ 高血压急症的识别和处理

高血压急症是指各种原因引起的血压突然升至极高值，直接威胁生命，一般伴有高血压引起的心、脑、肾等器官功能不全甚至衰竭。高血压急症需要迅速识别和处理，使脏器功能得以改善和恢复。高血压急症主要包括：高血压脑病、颅内出血、急进性恶性高血压、急性主动脉夹层、急性左心衰、急性冠状动脉供血不全、术后高血压、重度烧伤、严重头部外伤、可乐宁停药反应10 种类型，有 4 种情况与我们关系十分密切。

1. 高血压脑病的识别和处理

是指患者血压骤然升高，收缩压可以达到230mmHg或舒张压达到130mmHg以上。在血压升高的同时，病人常伴有剧烈的头痛与意识的改变。早期可有兴奋、烦躁不安、心神不定等症状。眼底检查可以看到渗出和视乳头的水肿，此时病人会感觉到视物模糊。随着病情进一步进展，可表现出脑部神经功能受影响的症状，如精神委靡、嗜睡，持续进展1～2天可以出现意识模糊、神志丧失，甚至昏迷，医学检查会发现存在“脑疝”的情况。

高血压脑病的诱因多数是与极度的疲劳、神经紧张、寒冷刺激、急性肾小球肾炎等因素相关。曾有这样一位年仅41岁的男性患者，本身患有肾小球肾炎，由于一段时间工作繁忙，加之紧张的学习考试，血压控制不十分理想。而且突然升高的血压，也并没有引起他的注意和警觉，终于他的机体不堪重负，突然发生了昏迷，撒手人寰。

2. 颅内出血的识别与处理

颅内出血包括脑实质、脑室以及蛛网膜下腔等部位的出血。一般情况下，高血压患者的脑血管意外可以是出血也可以是脑梗塞；但是追究脑出血的原因就会发现，排除外伤因素，如果患者没有高血压因素存在的话，不大可能会突然发生脑出血。因此对于高血压患者来说，一定要注意预防脑出血严重后果的发生，重点是对高血压的治疗与监测。

3. 高血压危象的识别和处理

急进性恶性高血压与高血压脑病统称为高血压危象，一般多在原发性高血压基础上发展而来，其中大约有35%的病因是肾动脉狭窄。急进性恶性高血压一般是在疲劳、过度紧张以及更年期内分泌紊乱等诱因引起的血压骤然升高，进而导致机体器官的功能障碍。

急进性恶性高血压分为急进性高血压和恶性高血压两个阶段。急进性高血压是指舒张压大于130mmHg，眼底检查提示视网膜出血或渗出，如治疗不及时，可以进展为恶性高血压。恶性高血压是指在急进性高血压基础上出现了视乳头水肿，并且伴有严重的肾功能损害，此时如不及时使用降压治疗则会引起死亡。在实际生活中，一般出现严重头痛，尤其在清晨症状明显时要高度重视，可能是高血压危象的结果。

4. 急性冠状动脉供血不全的识别与处理

常表现为心绞痛、心肌梗死和心源性猝死，主要是由于高血压引起心肌结构改变以及伴发动脉粥样硬化所致。其紧急处理是尽快将血压降到安全范围内，以免使心肌受损、心肌梗死的面积迅速扩大，出现严重并发症。

总之，伴有靶器官损害的高血压急症应该在症状出现后1小时内及时有效地降压。若没有靶器官损害，可以允许24小时内达到降压范围，但是在不能明确患者的靶器官损害程度时，应该按照前者1小时的标准处理。处理的目标，是将收缩压降至比治疗前水平低50～80mmHg，舒张压达到治疗前舒张压水平低30～

50mmHg 为佳。

高血压的危险分级参见下表。

其他危险因素和病史	血压（mmHg）		
	1 级高血压 SBP140～159 或 DBP90～99	2 级高血压 SBP160～179 或 DBP100～109	3 级高血压 SBP≥180 或 DBP≥110
Ⅰ. 无其他危险因素	低危	中危	高危
Ⅱ. 1～2 个危险因素	中危	中危	很高危
Ⅲ. ≥3 个危险因素、靶器官损害或糖尿病	高危	高危	很高危
Ⅳ. 并存的临床情况	很高危	很高危	很高危

※ 高血压防治案例给我们的启示

1. 要认真、长期坚持服药

患者刘英，中年女性，有着多年的高血压病史。自己在医院工作，有着良好的血压监测和应用药物的条件。但多年来血压却经常性地波动，高压（收缩压）可以达到 150～170mmHg，舒张压经常是 80～100mmHg，她自己还经常地感觉头痛、头晕等不适。在几年与高血压的抗争摸索及与医生的相互交流中，有了诸多的感触和经验，使之目前的血压值一直保持平稳。血压值维持在 120～130/80～90mmHg。每日生活得非常快乐和健康。

当初，刘英一听说自己得了高血压病后，不仅血压值波动在

170～180/80～90mmHg，伴有头痛、记忆力减退等症状外，心情还非常的紧张和焦虑，害怕自己诱发心脑血管病症，上有父母下有子女，给别人造成拖累。凭着有良好的就医条件，她积极进行治疗。根据她正处于更年期的特点，医生开出了钙离子拮抗剂硝苯地平缓释片，一周后血压值有所降低，但病人却出现了下肢脚踝部位的肿胀，行走时双腿发软，另外出现了面部的红胀。自己回想起前几天到外地出差，唯恐自己是劳累过度后诱发的高血压病的肾脏损害，急忙做了肾脏功能检查，其结果肾脏功能正常，原来是一场虚惊。以上症状的出现，实际上是病人服用钙拮抗剂后的不良反应。经过3周后药物剂量的调整，患者对于药物逐渐适应，血压基本趋于平稳。当夏季来临时，患者随着体内汗液的排泄增加，血压自行有所降低，就应该减少降压药物的服用量。冬季时节，当寒风凛冽伴随着机体的血管收缩，血压会有所升高，这时又要逐渐地增加和调整降压药物。刘英又多次地赴美国看护自己的孙子，地区的差异又导致了血压的波动和不稳定性，使之原来基本正常的血压值又突然增高到170～180/90～100mmHg，血压产生了极大的波动。长途电话又联系到了北京的张医生那里，经过分析和寻找原因，原来造成血压波动的原因是长途乘机的疲劳，加之中美两国时间差产生的生物钟的变化，与亲人相聚后的喜悦和兴奋，以至于在美国大量摄入海鲜食品所产生的血液黏稠度的增高，都是引发血压升高的综合性反应。为此及时调整了药物的品种和剂量：转换酶抑制剂安博诺，β受体阻滞剂倍他乐克和钙离子拮抗剂拜心同，这样的药物调整使患者几年来血压都趋于平稳，基本正常，仅在个别季节变化时剂量有所增减。患者复查眼底检查，心、脑、肾生化指标基本都在正常范围之内，保障了其较高的生活质量。没有出现明显的并发症。

临床医生提示：高血压是一个慢性和伴随着患者生命一生的隐形杀手。因此每一个患者都应该具有与其进行长期持久药物治疗的思想准备，要坚持打持久战，切不可抱着侥幸的心理打游击战。同时因为大部分病人要终生服药，因此更应该警惕其各种药物可能会出现的不良反应，出现不良症状要及时与医生联系，做到及时的停药或改用其他类型的药物。再有经验的医生也要允许他的病人在服药一段时间后，再来确定最适合病人的药物种类和剂量。对于一个高血压患者来讲，最好的药物就是最适合自己的药物，包括经济的承受性、不良反应最小的药物。目前医疗上常见的降压药有几十种，需要医生和病人相互沟通和交流，最后来确定和明确终生用药的范围。因此我们说，最好的治疗高血压的医生是自己，其内涵包含着自己要有终生服药和控制血压的概念。同时要有及时发现和了解自己血压的变化情况，及时和医生商讨和商定其治疗方案的能力，而不是一味地一药吃终生。再好的医生、再有经验的大夫对患者的用药治疗，也是需要密切观察，采取个体化的治疗方案。这样才能够在高血压的治疗方面收到事半功倍的效果。

2. 适合于自己的药就是最好的降压药

作为患有高血压病症的医生，常常会听到病人问自己：“你是吃什么样的降压药使得血压保持稳定的啊?”患者张清服用降压药的过程就走过了这么一个看别人吃药的过程。

在高血压发病的早期，听说很多病人都在吃复方降压片，简便有效，他就自己买来吃，但是他不知道自己体重超重，加之该药含有利血平类成分，在降压的同时有刺激胃肠消化的功能，造成自己食欲增加，体重随之增长，以至于服药效果并不明显。听说转换酶抑制剂卡托普利类有降压和保肾作用，俗话说“男人怕伤肾”，他再次照方拿药，未曾想自己血压降下来了但干咳难忍，找医生咨询方知是该药的不良反应。现在，他服用钙离子拮抗剂拜心同，每日服用1片，已经坚持了5年之久，血压平稳并没有明显的不良反应。

医生的忠告是，任何的降压药物都是存在着某种程度的不良反应，即人们所说的“毒性”。医生为了有效地控制血压，减轻降压药对于身体的不良反应，只能是在利大于弊的情况下，在有效控制血压水平的同时，尽可能地减少其不良反应的影响。高血压的治疗，尤其是中老年人，在血压控制一种药物不理想的情况下，需要小剂量联合用药，如将2～3种降压药合用，达到一个理想的降压治疗水平。同时要注意的是，降血压治疗时，尽可能做到降压药物品种要少，剂量要小，能口服药不打针控制。打针效果不好再输液治疗，这是适合于患者生理状况、循序渐进的过程。

3. 药物治疗要与不良行为改变同步

药物治疗高血压的同时，不能忽视不良行为的纠正。患者张京，50岁，职业是司机，服用降压效果较强的洛尔类药物，但血压却始终不降，血压值为150/94mmHg，病人大惑不解。他体重85公斤，明显超重，平日里烟酒不断，还喜欢吃咸和肉类食物，却不喜欢运动，做生化检查，血脂高伴有轻度的糖尿病。有一天因脑卒中被送到医院进行抢救。事实证明，单单依靠药物降血压只是一个方面，不良行为的影响均会导致血压升高。文献已经证实：吸烟会造成血管内膜的损害而造成周身血管的粥样硬化，助长血压的升高。张京经过和医生相互间的沟通，纠正和改变了个人不良习惯，同时再配合两种药物（转换酶抑制剂加适量的利尿药伊伦平或安博诺）和部分中成药，并且针对自己血压峰值下午升高明显的特点，将上午服药时间改为中午进行。高血压得到了很好的控制。所以医生说，降压药都是有效的。但要选对了才行，并且要和不良行为的改变相配合，是让高血压低头、减少并发症的唯一有效的办法。

4. 轻视高血压治疗酿成死亡恶果

患者鲁楠，有近十年的高血压病史，因自己认为没有明显的不舒服，即使有头晕症状发作，休息之后就能够缓解，因此不坚持高血压的治疗。作为医生的我，曾多次提示她要测量血压，服用降压药，然而她却口头上答应，过后因工作的繁忙而将此事抛之脑后。当我再次见到她的时候，她已因脑梗塞在家人的帮助下坐在轮椅上了，给个人和家庭带来了极大的经济和精神负担。在合理的降血压药物治疗之后，她血压基本恢复了正常。3 年过去了，她认为自己身体基本恢复了正常，她放松了对于高血压危害性的认识，放松了自我监测血压和服药，再次出现脑出血发作，昏迷不醒，最后撒手人寰。

高血压治疗和有效控制水平对生命质量的影响是完全不一样。因此我们对高血压的治疗一再强调，认认真真地服药，要及时进行血压监测，预防心、脑、肾病症发生，这样高血压病人就可以像健康人一样，正常地生活与工作。

附　录

※ 降压饮食配方

一、粥类饮食

♨ 高粱穗调压粥

高粱穗、茜草、茶叶、红糖各10克。将高粱穗、茜草、茶叶分别清洗干净，放入沙锅中，加适量水，置于火上，先用武火煮沸后，改为文火煎成浓汁，去渣，取汁，加红糖饮用。

♨ 红豆桑皮粥

红小豆60克，桑白皮15克。将桑白皮用布包好，待用。将红小豆清洗干净，与桑白皮包一同加水煮，至红小豆熟烂后，可以取出桑白皮包，食豆饮汤。

♨ 玉米木耳粥

黑木耳10克，冷水浸泡，待用。黄玉米粒150克，倒入高压锅内，加800毫升水煮至将熟时，改用普通锅，加入木耳一同熬成粥，加少许盐调味。每日可以饭前服用1～2次。

♨ 荞麦莲子粥

取荞麦仁 100 克用清水浸泡过夜，次日早晨淘洗干净，待用。把莲子 50 克和大枣 10 个分别清洗干净，用清水浸泡 1 小时，待用。将三种原材料一同放入锅内，加入适量水，置于火上，先用武火煮沸后，再改用文火煮至熟烂，加入白糖调味，即可食用。

♨ 黑芝麻消渴糊

取黑芝麻、陈粟米各 300 克，去除杂质，清水洗净，晒干待用。取薏苡仁、枸杞子、天花粉各 100 克，天门冬、麦门冬各 40 克，西洋参 20 克，清水洗净，待用。将黑芝麻、陈粟米、薏苡仁、天花粉用小火炒熟，呈微黄者即可，切勿焦黑，研末待用。把枸杞子、天门冬、麦门冬、西洋参分别洗干净，晒干，共研成末，与黑芝麻末、陈粟米末一起放入罐中，密封收贮，待用。每日服用 2 次，每次取 30 克，放入大碗中，用刚煮沸的开水冲调成糊，趁热即可食用。

♨ 海参鸭肉粥

取水发海参 100 克，清洗干净，切丁待用。取鸭脯肉 100 克放入沸水锅内片刻捞出，切丁待用。将粳米 100 克淘洗干净，待用。取锅放入清水煮沸，加入粳米、海参、鸭肉，煮至熟烂粥成，再加入食盐、葱花、熟油调味，即可食用。

♨ 黑紫色茄粥

取黑紫色茄 200 克，去蒂，清洗干净，切成丝，用沸水焯一下，控净水分，待用。炒锅上火，加植物油，烧至七成热时，加葱花、姜末，煸炒出香味，加肉末、料酒，熘炒至肉将熟时加入茄丝翻炒片刻，离火待用。将50克粳米淘洗干净，放入沙锅内，加适量水，煨煮成稠粥，粥将出锅时，拌入茄丝、肉末，加食盐、味精调味，再煮至沸即成。每日2次。

♨ 木耳绿豆粥

取粳米100克，清水洗净，待用。取黑木耳20克用冷水泡发，去蒂，清洗干净后，切成碎末，待用。取绿豆50克淘洗干净后，入锅，加水煨煮至绿豆开花，加入粳米，继续煨煮20分钟，调入黑木耳碎末和红糖，再煮几沸即可食用。

♨ 莲子海带粥

取莲子30克，粳米、小米各25克，清水洗净，待用。取海带20克清洗干净，切成小块，与莲子、粳米、小米一同入锅，加适量水，煮成稀粥。早餐或晚餐食用。

♨ 皮蛋猪肉花生粥

皮蛋2只，粳米、花生仁各100克，猪肉100克，姜丝、食盐、味精、麻油各适量。取皮蛋2个剥去壳，清洗干净，切成小丁，待用。取猪肉100克，清洗干净，剁成肉末待用。将100克粳米放入锅内，加清水煮沸，放入猪肉末、皮蛋丁与姜丝，转用小火慢熬成粥，再加食盐、味精，出锅即可食用。分2次趁热空腹食用。

♨ 皮蛋淡菜粥

粳米100克，皮蛋粒、食盐、味精、麻油各适量。取粳米100克置于锅内，加清水1000毫升煮沸，加入淡菜和姜丝，用小火慢熬至粥将成时，再放皮蛋粒和食盐，继续熬至成粥，下味精，淋麻油，出锅即可食用。可以分2次空腹食用。

♨ 豆浆米糊粥

取100克大米淘洗干净后，用水泡过，磨成糊，用纱布过滤除去米渣。锅内加适量水，烧沸后，加入豆浆，再沸时，撇去浮沫，继续搅拌并煮5分钟以上。每日早、晚2次分别食用。

♨ 豆浆米糊

豆浆，大米，白糖适量。取大米100克，淘洗干净，用水泡饮，磨成米糊。取豆浆160毫升，煮沸3~5分钟，撇去浮沫，改小火，边加大米糊边用筷子向一个方向搅动，大米糊加完，煮至水沸，继续搅拌至黏糊、熟透，离火，加白糖，搅匀，即可食用。

二、煲汤饮食

♨ 猪肉节瓜汤

猪肉块250克，节瓜块500克，干蚝60克，章鱼块60克，红枣10枚，清洗干净，一同放入沙锅中，加适量水，用火煮成浓汁，可以加入食盐、味精、葱花等调味食用。

♨ 樱桃降压汤

樱桃60克，清洗干净，去核待用。猪瘦肉200克，清洗干净，置于沸水中，待肉色变白后取出，切成小块，待用。炒锅起火，倒入豆油或者花生油300克，爆炒5克生姜片和10克葱段，倒入大约1升鸡汤，烧沸后，放入猪肉、樱桃和2克食盐，用文火炖90分钟即可。

♨ 绿豆羹

绿豆50克，清水洗净，放入碗中，加适量冰糖，置于锅中蒸熟食用，每日 1 次。

♨ 绿豆海带汤

将 100 克绿豆和 50 克海带分别洗净，放入沙锅中，加适量水，先用武火煮沸后，改用文火煮至绿豆熟烂，加少许冰糖调味，即可食用。

♨ 绿豆甘草红枣汤

取甘草 15 克和红枣 15 枚，置于温水中浸泡片刻后，将甘草切碎，将红枣去核待用。绿豆 100 克，洗净，放入沙锅中，加适量水，煮至熟烂，加入备好的甘草和红枣，继续用小火煨煮半小时左右即可食用，每日 2 次。

♨ 甘蓝牛肉

取甘蓝 150 克，番茄 100 克，清水洗净，切片待用。取 100 克牛肉，切片，加 400 毫升清水，用大火烧开，撇去浮沫后加入黄酒和食盐，改用小火炖至酥烂，将甘蓝和番茄倒入，继续炖至熟烂，可以分 2 次食用。

♨ 冬瓜猪肉

取冬瓜 500 克，去皮、子、瓤，切成片，待用。取带皮猪肉 200 克，切成薄片，与冬瓜片一同放入冷水锅，加入生姜、葱、蒜、花椒、酱油和食盐调味，用小火煨至熟软，淋麻油，即可食用。

♨ 豆腐鹅肠菜

取适量豆腐和鹅肠菜，清水洗净，一同煮食。

♨ 蚌肉汁

取鲜玉米须 11 克用布包好，取 150 克蚌肉清洗干净，一起放入沙锅内，加适量水，先用武火煮沸后，改用文火煎成浓汤，饮汤，食肉。

♨ 海参芹菜汤

海参 30 克，芹菜 150 克，冰糖适量。将海参放入水中泡透，清洗干净，切片待用。把芹菜清洗干净，榨汁，去渣，取汁待用。将海参放入沙锅内，加适量水，置于火上，炖熟海参，加入芹菜汁和冰糖，饮汤。其中海参可以食用，每日 1 次。

♨ 龟肉汤

取玉米须 250 克清水洗净，待用。取龟肉 250 克，清水洗净，切成小块，与玉米须同入沙锅，加适量水，先用旺火烧开，后用文火慢炖，至龟肉熟烂时，除去玉米须，加入味精、食盐调味。饮汤食肉。

♨ 龟板汁

取蔓荆子 10 克，钩藤 15 克，清水洗净，待用。取龟板 25 克先煎 40 分钟后，与蔓荆子、钩藤一同放入沙锅内，加适量水，置于火上，煎成浓汤，饮用。每日分 2 次服用。

♨ 香菇汤

取 3 ~ 4 个干品香菇，用水浸泡，清洗干净，放入沙锅内，加适量水，置于火上，煎成浓汤，食用。

♨ 香菇萝卜汤

取白萝卜 250 克，豌豆苗 50 克，清水洗净，萝卜切丝，豌豆苗切段，待用。取水发香菇 50 克，清洗干净，切成丝，入沸水锅中焯至八成熟，待用。炒锅上火，加黄豆芽汤及料酒，用大火煮沸后，加葱花、生姜丝、香菇、萝卜丝，煮沸后，放入豌豆苗，加食盐、味精，再煮至沸，即可食用。

♨ 淡菜海带冬瓜汤

取淡菜100克，用冷水泡软，清水洗净，放在沙锅内，加少许水、料酒、葱段、姜片，用中火煮至熟烂，待用。取海带200克，切成菱形片，待用。取冬瓜400克，去皮、瓤，清洗干净，切成块，待用。锅内加入植物油烧至五成热，放入冬瓜，海带煸炒2分钟，加入沸水，用大火煮半个小时，再放入淡菜及原汤，继续用大火煮15分钟，待瓜熟烂时，放入食盐、味精，装入汤碗内，即可食用。

♨ 紫菜鸡蛋汤

取紫菜干品25克，用清水泡发，除去杂质，清洗干净，撕成小片，待用。取1个鸡蛋磕入碗内，加少许冷水搅匀，待用。将淀粉与200毫升豆浆调成芡汁，待用。把锅内放入食盐、味精及适量清水烧开，用豆浆淀粉汁勾芡，用小火继续烧至沸，边搅边淋入鸡蛋液，放入水发紫菜片、净香菜段，淋上香油，即可食用。

♨ 荸荠山楂羹

取荸荠100克，清洗干净，去皮切碎，待用。取山楂50克，清洗干净，除去杂质，煮熟烂，去核，捣成泥，待用。把白糖溶解，加入荸荠碎末、山楂泥、搅拌均匀，用小火煮至黏稠，加入用250毫升牛奶调成的淀粉糊，继续用小火熬成羹，出锅。每日2次。

♨ 一味皮蛋汤

取1个皮蛋剥去壳，清洗干净，切成小丁，与食盐一起放入沸水中，待其再度烧开，加入味精、葱末，出锅即可食用。

♨ 菊花鱼鳔

取菊花50克洗干净，鱼鳔150克，用水浸泡，备用，炒锅上火加猪油适量，烧至六成热时，下鱼鳔片刻后捞出，用刀切块，然后在油温七成热时，放入鱼鳔块5分钟。再将鱼鳔块重新清洗，切成薄片，放入鸡汤中煨20分钟。锅内放奶汤适量，煮沸后放入鱼鳔片、菊花、食盐、料酒等，煮沸3～5分钟后，淋上鸡油，出锅即可食用。

♨ 荸荠海蜇汤

取海蜇皮120克，清洗干净，取荸荠360克，带皮清洗干净，一同放入沙锅内，加适量水，用火煎成浓汤，取汁，空腹服汤，每次服用1小碗，每日可以饮用2次。

♨ 草决明煮牡蛎

取牡蛎肉50克、草决明15克分别清洗干净，置于沙锅内，加适量水，用火煮至牡蛎肉熟烂时，去渣，取汁，食牡蛎肉，饮汁。每日可以服用1～2次。

♨ 山药绿豆羹

取山药100克，洗净，刮去外皮，切碎，捣烂成糊状，备用。取绿豆50克淘洗干净后，放入沙锅，加适量清水煮沸后，改用小火煨煮至烂熟呈开花状，加入先前的山药糊，继续煨煮10分钟，离火后，加入少许蜂蜜，拌和成羹。每日可以分2次食用。

三、果蔬茶饮品

♨ 柿子调治早期高血压

a. 取适量的青柿捣烂榨汁，每次饮用25毫升每日2～3次为宜。

b. 取柿饼10个，清洗干净，置于沙锅中，加适量水，先用武火煮沸后，改用文火煎成浓汁，去渣，取汁服用，每日2次为宜。

c. 取柿饼50克，黑木耳6克，清洗干净后与适量冰糖一同放入沙锅中，加水先用武火煮沸后，改用文火煎成浓汁，去渣，取汁饮用。

♨ 西瓜决明饮

将西瓜皮晾干，取20克西瓜皮干品，15克草决明，清洗干净，一同放入沙锅中，加适量水，先用武火煮沸后，改用文火煎成浓汁，去渣，取汁饮用。

♨ 苹果汁

取大约1000克的苹果清洗干净，榨汁，取汁饮用，每次饮用100毫升，每日饮用2次。

♨ 花生多用降压，多用于调节老年人高血压

a. 将花生壳清洗干净，置于容器中，用火焙干，取出花生壳研为细末。每次服用1.5克，用水送服，每日服用2~3次为宜。

b. 将花生仁清洗干净，晒干，碾碎，置于沙锅中，加适量水，用火煎成浓汁，去渣，取汁加入白糖饮用。

c. 分别取30克花生叶和花生秧，清洗干净，置于沙锅内，加适量水，先用武火煮沸后，改用文火将其煎成浓汁，去渣，取汁饮用。

♨ 山楂降压饮

a. 山楂20克清洗干净，去核。桃仁6克，去皮。丹参10

克，清洗干净，切片。红花6克，清洗干净，待用。将4种原材料置于炖盅中，放入沙锅中，加适量水，先用武火煮沸后，改用文火炖大约15分钟后，去渣，取汁加白糖30克饮用。其中山楂、丹参片也可食用，每日服用1次即可，糖尿病患者不宜食用。

b. 将野山楂10克或者山楂花3克，清洗干净，放入沙锅中，加适量水，先用武火煮沸后，改用文火煎成浓汁，去渣，取汁饮用，每日1次。

c. 取焦山楂9克，草决明12克，白菊花9克，清洗干净，放入茶壶中，用开水冲泡15分钟后饮用，每日服用1~2次。

d. 取山楂15克，罗布麻叶6克，五味子5克，清洗干净，加冰糖5克，一同用开水冲泡饮用，每日1次。

♨ 刺梨萝卜汤

取刺梨100克，清洗干净，捣碎待用。取100克萝卜清洗干净，切成块待用。将刺梨和萝卜一同放入沙锅中，加800毫升水，用火煎至400毫升，去渣，取汁，加入白糖适量即可饮用。

♨ 橘子果蔬汁

连皮橘子200克，分别取黄瓜、苹果和胡萝卜300克，清洗干净，榨汁添加蜂蜜调匀，即可食用。

♨ 菠萝汁

取菠萝1个，去皮榨汁，每日饮用15~20毫升，每日3次。

♨ 三藤饮

取西瓜藤、黄瓜藤和香瓜藤各15克，清洗干净，放入沙锅中，加适量水，先用武火煮沸后，改用文火煎至浓汁，去渣，取汁饮用，每日饮用1~2次。

♨ 玉米须饮

黄玉米须30克、香蕉皮30克，西瓜翠衣20克，清洗干净，置于沙锅中，加适量水，先用武火煮沸后，改用文火煎成浓汁，去渣，取汁饮用，每日1次。

♨ 蚕豆花玉米须汁

取蚕豆花10克，玉米须15克，分别清洗干净，置于沙锅中，加适量水，用武火煮沸后，改用文火煎至浓汤，去渣，取汁饮用。

♨ 绿豆香蕉汁

取2根香蕉去除柄蒂后，清洗干净，带皮切碎，榨汁待用。取绿豆60克清水洗净，置于沙锅中，加适量水，用大火煮沸后撤锅。待冷后，将香蕉汁加入绿豆汤中，调匀即可食用，每日2次。

♨ 菠菜山楂汁

取菠菜根60克，山楂15克，分别清洗干净，加适量水，用武火煮沸后，改用文火煎至浓汤，去渣，取汁饮用。每日2～3次。

♨ 芹菜汁

取芹菜500克，清洗干净，切成段放入沙锅中，加适量水，用小火煮成浓汤，加入适量糖调味，即可食用。

♨ 芹菜大枣汁

取芹菜250克和大枣10枚，分别清洗干净，置于沙锅中，加适量水，用小火煮成浓汤，即可饮用，其中大枣可以食用。

♨ 生芹菜蜂蜜汁

取生芹菜榨汁，加适量蜂蜜，即可饮用，每次以40毫升为宜，每日3次。

♨ 黄瓜藤饮

取适量干黄瓜藤，清水洗净，放入沙锅中，加适量水，煎成浓汤，去渣，取汁饮用，每次饮5毫升，一日2次。

♨ 蜂蜜冬瓜汁

取冬瓜500克，去皮，去子，带瓤一同切碎，榨汁，取汁加蜂蜜调匀即可饮用。每日2次。

♨ 荠菜汁

取干荠菜25克，清水洗净，置于沙锅中，加适量水，煎成浓汤，去渣，取汁饮用。每日2次。

♨ 荠菜夏枯草汁

取荠菜和夏枯草各60克，清水洗净，置于沙锅中，加适量水，煎成浓汤，去渣，取汁饮用。

♨ 海藻汁

取适量海藻，清水洗净，置于沙锅中，加适量水，煎成浓汁，去渣，取汁饮用。

♨ 荞麦藕汁

取鲜荞麦叶30~60克，藕节3~4个分别清洗干净，放入沙锅内，加适量水，先用武火煮沸后，改用文火煎成浓汁，去渣，取汁饮用，其中藕节也可以食用。

♨ 黑豆汁

取黑豆100克清洗干净，放入沙锅内，加适量水，先用武火煮沸后，改用文火煎成浓汁，取汁饮用，每日2~3次。

♨ 紫茄蜂蜜饮

取黑紫色茄子一个，去蒂，清洗干净，切成片，晒干，研成细粉，装瓶，密封，待用。每次取紫茄粉10克，放在茶杯中，用沸水冲泡，加盖，闷10分钟，然后调入适量蜂蜜，拌匀即可食用。

♨ 核桃仁红枣露

取核桃仁100克，切碎待用。将核桃仁用开水浸泡3~5分钟，剥去外皮，剁碎，待用。取糯米60克加水浸泡至软，待用。取红枣40克清洗干净，煮软，去皮、核，待用。将碎核桃仁、糯米和红枣加水搅拌成稀糊状，磨浆待用。将豆浆煮沸3~5分钟，加入核桃仁红枣糯米混合浆，搅拌均匀，用小火煮沸，离火后，加入白糖调味。每日2次。

♨ 豆浆牛奶核桃饮

取芝麻20克用小火炒出香味，研末待用。分别取核桃仁、花生仁各50克，捣碎，与炒芝麻末混合均匀，加牛奶、豆浆各200毫升烧煮后，加少许白糖调味。每日分2次饮用。

♨ 白萝卜榨汁

取适量白萝卜榨成汁，口服，每日服用2次，每次15毫升。

♨ 大蒜酸牛奶

蜜渍大蒜头，酸牛奶100毫升，蜂蜜10毫升。取蜜渍大蒜头2个掰开，去茎，切碎，与100毫升酸牛奶一起放入榨汁机中榨汁，取汁，调入少许蜂蜜，拌匀即可饮用，每日分2次饮用。

♨ 茭白芹菜饮

取茭白30克，芹菜30克，分别清洗干净，切段，一同放入沙锅内，加适量水，先用武火煎沸后，再用文火煎成浓汤，去渣，取汁饮用，每日可以服用3次。

♨ 米醋冰糖饮

取冰糖500克放入500毫升醋内溶化，每次服用20毫升，每日服用3次。

♨ 米醋泡大蒜

将米醋装在大口玻璃瓶中，将大蒜头去皮，洗净，浸泡于醋中，加入少许白砂糖，密封。2周后，每天晨起吃大蒜1~2瓣，饮糖醋汁1~2匙。

♨ 葵花子芹菜饮

取葵花子50克、鲜芹菜100克分别清洗干净，放入沙锅内，加适量水，用小火煮至熟透，可以分1~2次饮用，其中瓜子可以食用。

♨ 葵花子冰糖汤

取冰糖30克，碾碎待用。取葵花子50克，剥去外壳，洗净，与碾碎的冰糖一同放入大蒸碗中，加适量水，隔水在沸水锅中煨炖1小时即可食用。每日可以食用1~3次。

♨ 山药决明荷叶茶

山药、决明子15克，荷叶（鲜荷叶半张）。取山药60克洗净、刮去外皮，捣烂成泥糊状，备用。取荷叶30克洗净，切碎，放入纱布袋中，扎口，与15克决明子同放入沙锅中，加适量清水，用中火煎煮15分钟，加入山药糊，继续以小火煨煮10分钟，

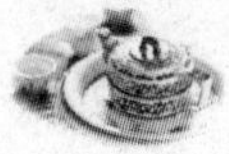

取出药袋，即可食用，每日可以分 2 次食用。

♨ 香菇茶

取香菇干品 5 个，除去杂质，清洗干净，切成细丝，放入杯中，用煮沸的水冲洗，加盖闷 15 分钟，即可饮用。

♨ 双耳茶

分别取 15 克黑木耳、银耳分别用冷水泡发，去蒂后清洗干净，撕成片状，放入大炖碗中，加冰糖及清水适量，搅匀，上笼或隔水蒸 30 分钟，取出后，稍凉，调入蜂蜜即成。每日 2 次。

♨ 菊花茶

黄菊花 10 克，龙井茶 5 克，清水润茶，洗去尘垢后置于茶壶中，开水冲泡，10 分钟后即可饮用。

四、日常凉拌菜

♨ 芹菜香干

芹菜 2500 克，清洗干净，切成段，用开水焯过，待用。五香豆腐干 100 克，切成细丝，与芹菜一同拼盘，加芝麻油、食盐、味精、酱油调匀即可食用。

♨ 金针豆芽

取金针菇 100 克，绿豆芽 100 克，清洗干净，用热水煮熟，捞出，控净水分，调菜备用。使用食盐、麻油、醋将菜拌匀，待调料入味，即可食用。

♨ 五丝菜

取甘蓝 250 克，水发香菇 25 克，冬笋 25 克，清水洗净，切丝待用。分别取青辣椒和红辣椒各 2 个，去子去蒂，取皮切成丝。将以上的五丝用开水焯过，加食盐拌匀入盘。炒锅上火，将麻油烧热，放入辣椒粉烧出辣味时，将其淋至五丝之上即可食用。

♨ 清蒸紫茄

取黑紫色茄250克，清洗干净，去蒂，用刀纵裂4份，放入碗内，加植物油、葱花、姜末，隔水蒸熟，加少许食盐、白糖、蒜泥、味精，淋入香油，调匀，即可食用。

♨ 黑木耳拌芹菜

取水发黑木耳100克，清洗干净，入沸水锅中焯一下，捞出，冷却后，沥干，待用。取芹菜250克，除去杂质，清洗干净，入沸水锅焯片刻，捞出，切成2厘米长的段，与黑木耳铺放在芹菜段上。另取锅置于火上，加植物油适量，烧至六成热，加清水少许，加食盐、味精、红糖、胡椒粉，调成调味汁，倒入黑木耳芹菜盘中，淋入香油，即可食用。

♨ 煨皮蛋

皮蛋1个，放入烧柴草灶内余灰中，煨半个小时左右，当闻到一股清香气味时，即可取出，除去泥，剥去壳，食用。

♨ 凉拌皮蛋

取4个皮蛋剥去壳，用冷开水清洗干净后，与适量水豆腐和叉烧肉均切成小块状，装盘，加入熟酱油、麻油、蒜蓉和红辣椒，搅和均匀，即可食用。

♨ 赛香瓜

取梨250克，削皮，去核，切成丝。取黄瓜150克，洗净，切成丝。将山楂糕切成丝，备用。取100克梨丝放在盘中，撒上白糖50克，余下的梨、山楂丝与黄瓜丝间隔摆在上面，撒上白糖，拌匀即可食用。每日可以分3次服食。

♨ 蒜头拌海带

取海带20克放入水中浸泡大约12小时，勤换水将其漂洗干净后，在沸水中煮软，捞出，控净水分，切成细丝。把大蒜去皮、拍碎，与调料一同拌入海带丝中，即可食用。

五、日常炒菜

♨ 芹菜花生仁

用植物油将200克花生仁炸酥，捞出去皮，待用。取芹菜250克清洗干净，切成段，入开水焯过，放于冷水中，捞出后将水分控净，待用。将芹菜和花生仁装盘，用食盐、味精、醋制成调味小料，置于小碗碟中，食用前，用小料浇汁拌匀即可食用。

♨ 清炒芹菜

取芹菜100克，清洗干净，切成段，待用。用植物油清炒芹菜，可以适当添加食盐调味，炒熟即可食用。

♨ 麻油菠菜

取菠菜500克，清洗干净，切碎待用。25克麻油入锅烧热后，放入备好的菠菜，急火炒大约2分钟，分2次食用。

♨ 菠菜炒黑鱼片

取黑鱼肉200克，清水洗净，切成片，用食盐腌渍，待用。取菠菜250克，清水洗净，用沸水焯过，切成段待用。炒锅上火，煸香葱段、姜丝、蒜片，放入黑鱼，加料酒少许，放入菠菜炒匀，加食盐、味精调味，用湿淀粉勾芡，即可食用。

♨ 家常肉糜海参

取猪肉100克，切碎或借用绞肉机制成猪肉糜。取海参500克，清水洗净，切成条，加入冷水，置于火上烧滚后，捞出，控净水分。取冬菜100克清洗干净，浸半个小时后，取出，切成末。将锅烧热，放油烧至八成热，将葱段、姜片煸出香味，把海参入锅，加黄酒滚烧片刻后捞出姜片、葱段。炒锅上火，放入油、猪肉糜、冬菜末、葱花和姜末煸烧一下，倒入豆瓣酱、泡椒末继续煸炒片刻，倒入适量水，待汤烧沸后，放入海参，加酱油、味精、胡椒粉，用大火收汁，用湿淀粉勾芡，淋上油，也可以撒上葱花，即可食用。

♨ 鱼香茄子

取鲜嫩黑紫色茄300克，清洗干净，去蒂，切成1厘米粗的茄子条，待用。取猪瘦肉50克，清洗干净，切丝待用。炒锅上火，加植物油烧至七成热，加入肉丝煸炒，再加入蒜泥、豆瓣酱炒至肉发红，倒入紫茄条继续炒至皱皮，加姜丝、葱花、料酒烧片刻，用湿淀粉勾芡，淋入香油，即可食用。

♨ 蒜炒香菇

取大蒜100克，鲜香菇200克，分别清洗干净，切片待用。将大蒜和香菇一起入油锅爆炒，将熟时调入食盐、料酒、味精等调味，再翻炒片刻，即可食用。

♨ 香菇虾皮

取水发香菇100克，清洗干净，去蒂，挤干水分，待用。把虾皮清洗干净，放入碗中，待用。炒锅上火，加植物油，烧至七成热时，放入虾皮50克、料酒、葱花、姜末，不断翻炒出香味，加香菇及清汤适量，用小火煨煮至沸，加少许食盐、味精、五香粉，搅匀，用湿淀粉勾芡，即可食用。

♨ 香菇烧菜心

取香菇100克，除去杂质，清洗干净，待用 。取菜心100克，清洗干净，切成段，待用。取豆腐150克切成块，放入八成热的油锅中炸至金黄色，出锅，倒入漏勺沥油，待用。烧锅内放油适量置旺火上，下香菇煸出香味，再放菜心段、食盐、胡椒粉翻炒片刻，倒入豆腐块和鲜汤，烧至入味后，加味精、麻油炒匀，出锅装盘，即可食用。

♨ 芹菜牛肉丝

芹菜300克，瘦肉牛肉，牛油20克，酱油、精盐、黄酒、葱花、生姜末、湿淀粉各适量。取瘦嫩牛肉100克自横断面切成丝，用酱油、黄酒、湿淀粉调匀，待用。取300克芹菜，去根、叶，取茎清洗干净，切成2厘米长的小段，用开水焯过，再用冷水过凉，控净水分，待用。炒锅上火，将植物油烧热，加入葱花、生姜末略炸，再放入牛肉丝，用大火炒散后，盛起待用。再将芹菜下油锅煸炒，加入精盐调味，倒入炒过的牛肉丝，加入酱油、黄油，快速翻炒几下，即可出锅食用。

♨ 平菇荠菜

取鲜平菇150克，清水洗净，切片待用。取荠菜300克，除去杂质，清水洗净，切段待用。锅中放入猪油，烧热，放葱花煸出香味，放入平菇煸炒，加入食盐、荠菜，炒至平菇、荠菜入味，可以加少许味精调味，出锅即可食用。

♨ 洋葱炒蛋

取鸡蛋2个打入碗内，加入食盐少许，搅匀。取洋葱350克切成片。将炒锅置于旺火上，下油，待热后倒入鸡蛋炒熟，铲出，备用。待原来锅中油再次热后，下入葱末、姜末炝锅，煸炒洋葱，加精盐，然后将炒好的鸡蛋放入同炒，出锅即可食用。佐餐食用，数量随意。

六、主食类

♨ 荠菜荞麦饼

取适量荞麦面粉倒入盆内，快速加水搅和，揉成面团，盖上拧干的湿洁布等待30分钟。取适量荠菜清水洗净，切成碎末，待用。取虾米250克清洗干净，切成碎末，待用。把荠菜末和虾米末一起放入盆内，加入食盐、味精、姜末、葱末，搅匀成菜馅，待用。将荞麦面团分块搓条，揪成每个约重100克的面团，按扁擀成长方片，均匀抹上馅料，盘卷成圆形，再擀成厚薄均匀的馅坯，待用。把平底锅置于火上烧热，淋油，将饼坯放入锅中烙熟，即可食用。

♨ 豆浆燕麦饼

取豆浆200毫升放入沙锅内，置于火上煮沸，放入适量燕麦面粉、白糖搅拌均匀，再加入适量热水和成面团，制成小圆饼坯，在平底锅上抹上植物油，用中火烙熟，即可食用。

♨ 燕麦面条

取香菜末50克，黄瓜丝、白萝卜丝各100克，清水洗净，待用。将燕麦面500克倒入盆中，用开水烫面，并向一个方向搅动，和成面团，搓成细条，叠放屉中，蒸熟，待用。把食盐、酱油、醋、蒜蓉等倒入小碗中，调匀，制成卤汁待用。将面条取出，抖散，放入碗中，加黄瓜丝、香菜末、白萝卜丝，浇上卤汁搅匀，即可食用。

♨ 核桃仁鸡蛋饼

取核桃仁 50 克用温水泡发，去皮，炒熟，研成碎末，待用。取黑芝麻 10 克除去杂质，清洗干净，炒熟，研碎，待用。取鸡蛋 1 个，敲壳，取鸡蛋液待用。将 400 克面粉、200 毫升豆浆、鸡蛋液、核桃仁末、碎黑芝麻、白糖、食盐、植物油及适量清水一同搅拌均匀，和成软硬适宜的面团，揉匀，烙或烤成小圆饼，即可食用。

※ 人体经络图

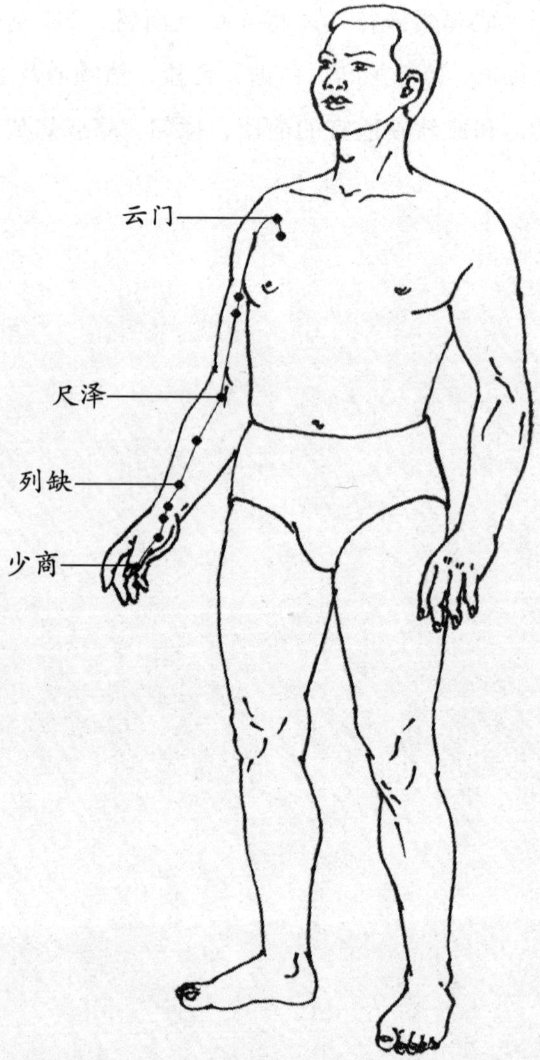

手太阴肺经

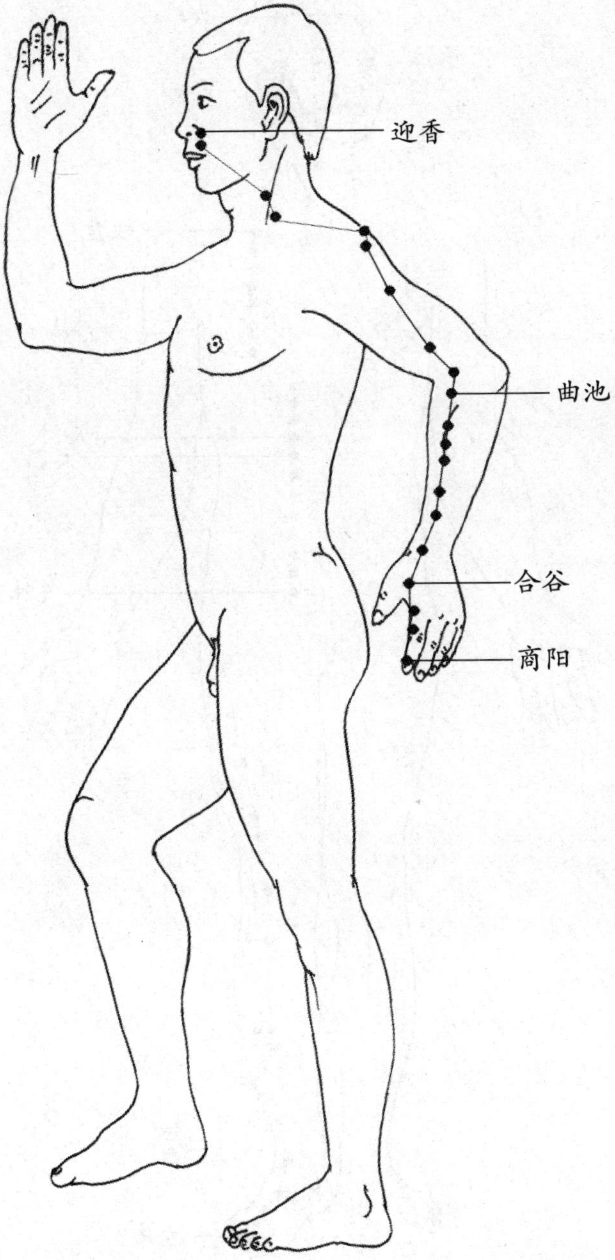

手阳明大肠经

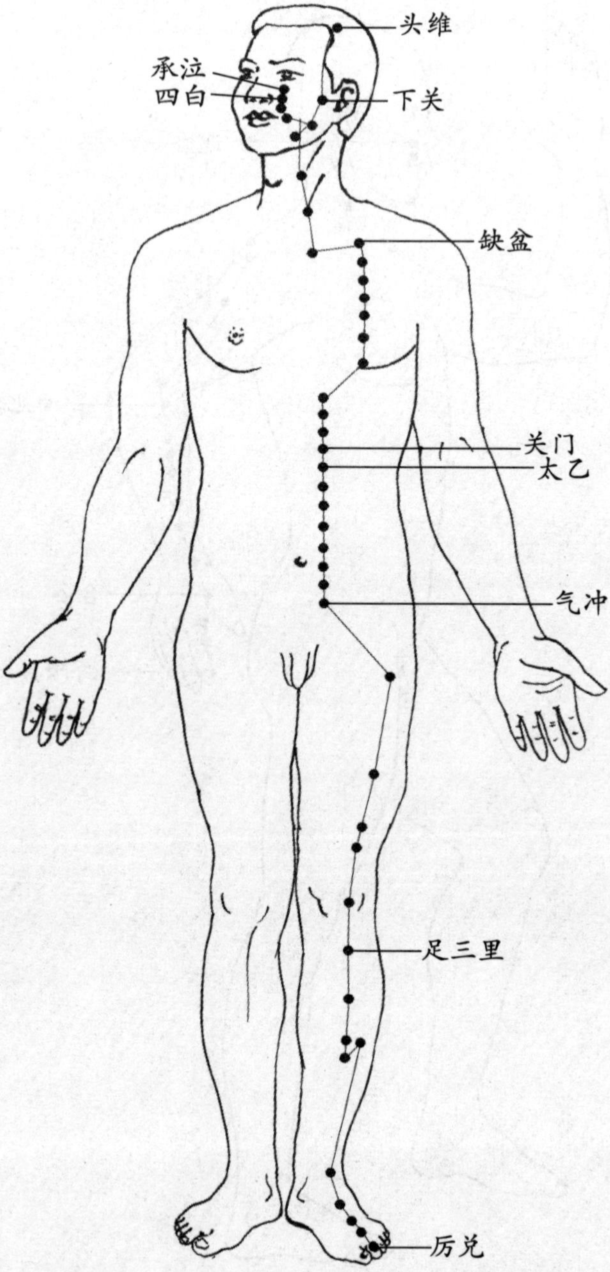

足阳明胃经

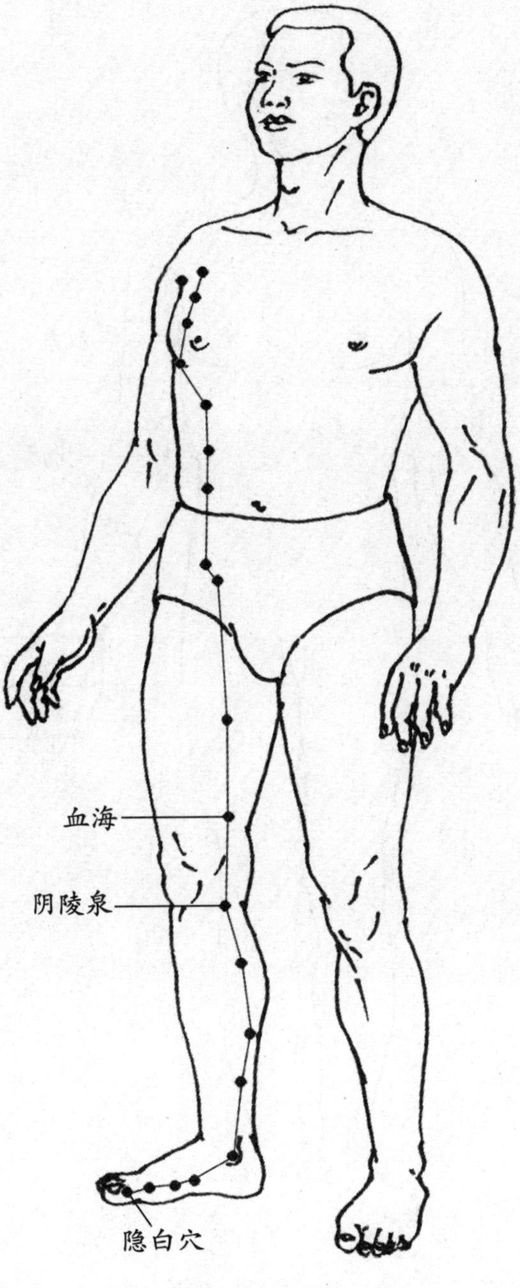

足太阴脾经

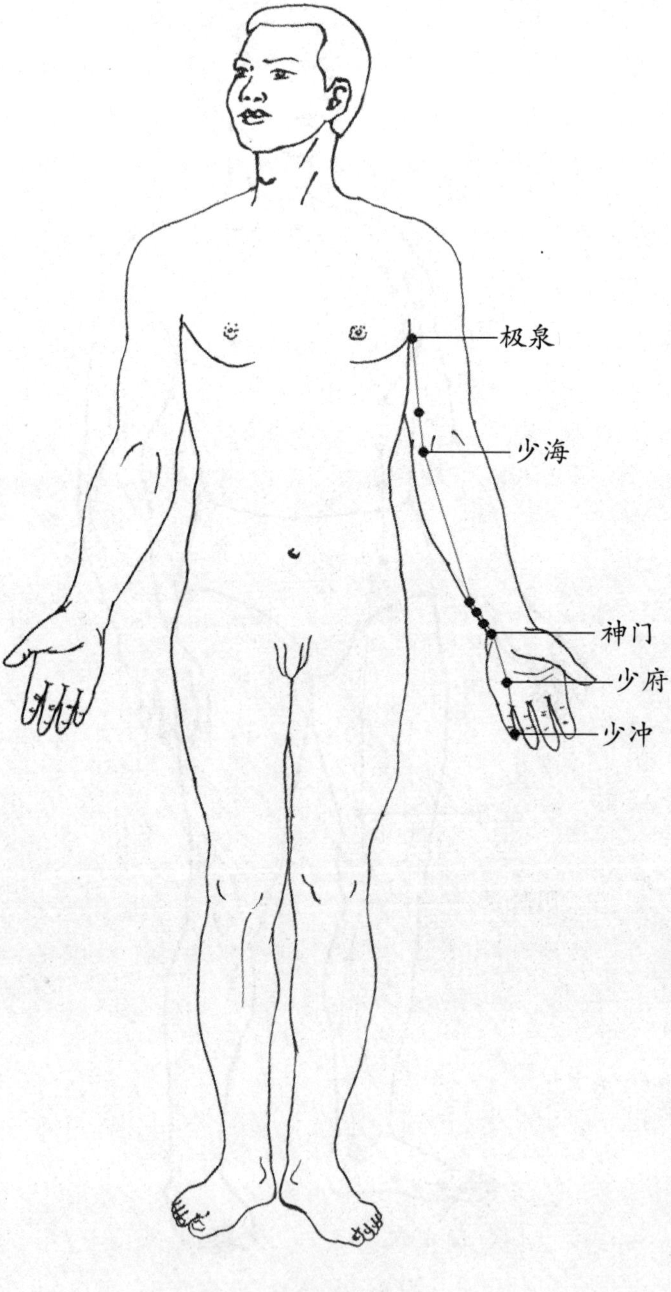

手少阴心经

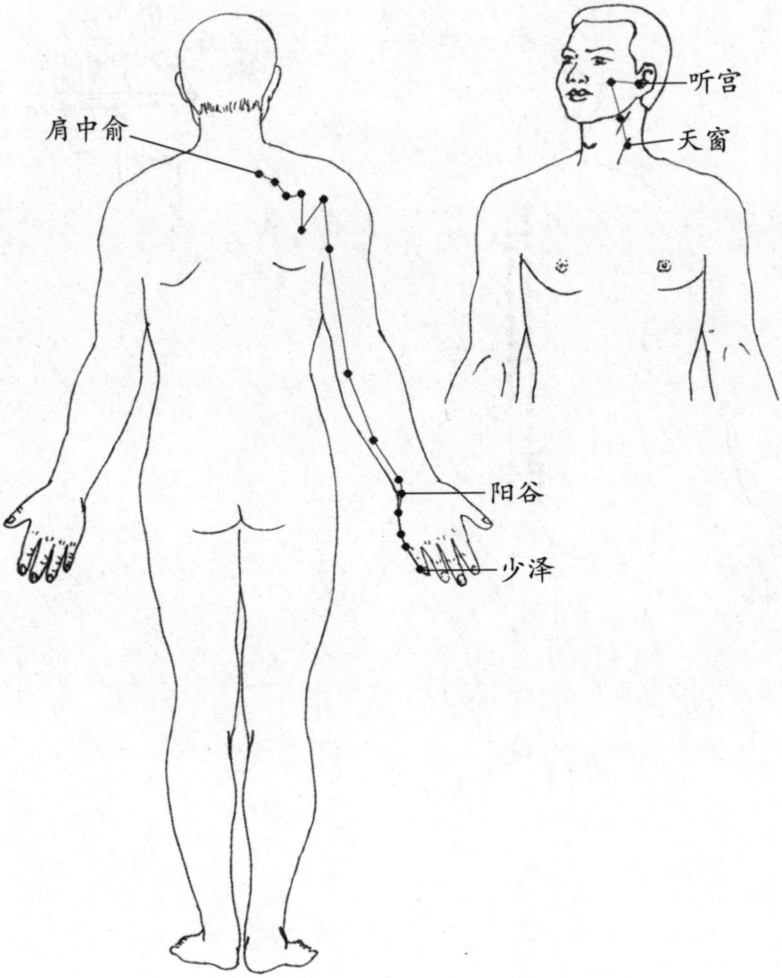

手太阳小肠经

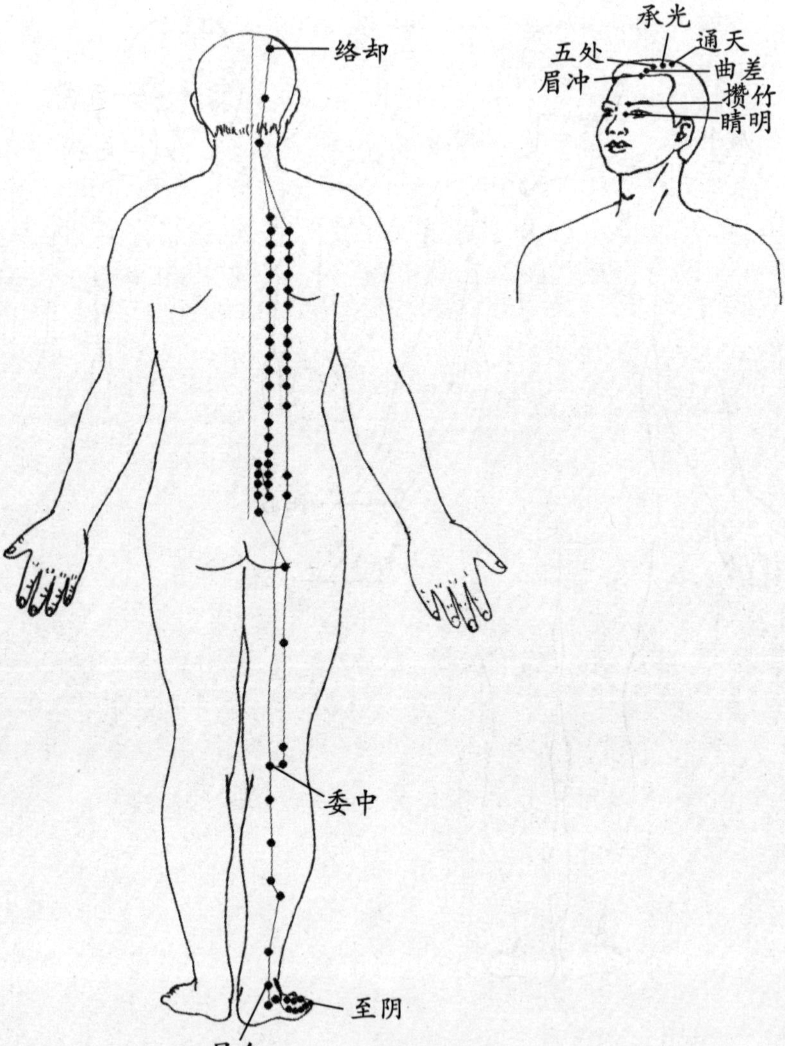

足太阳膀胱经

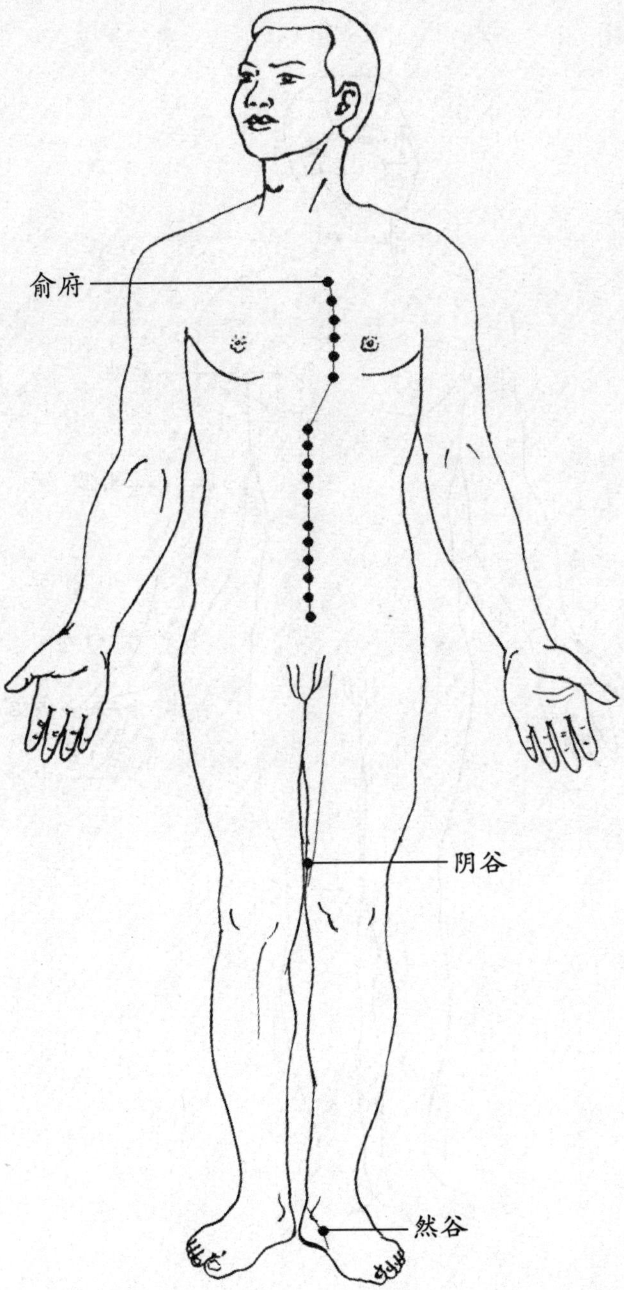

足少阴肾经

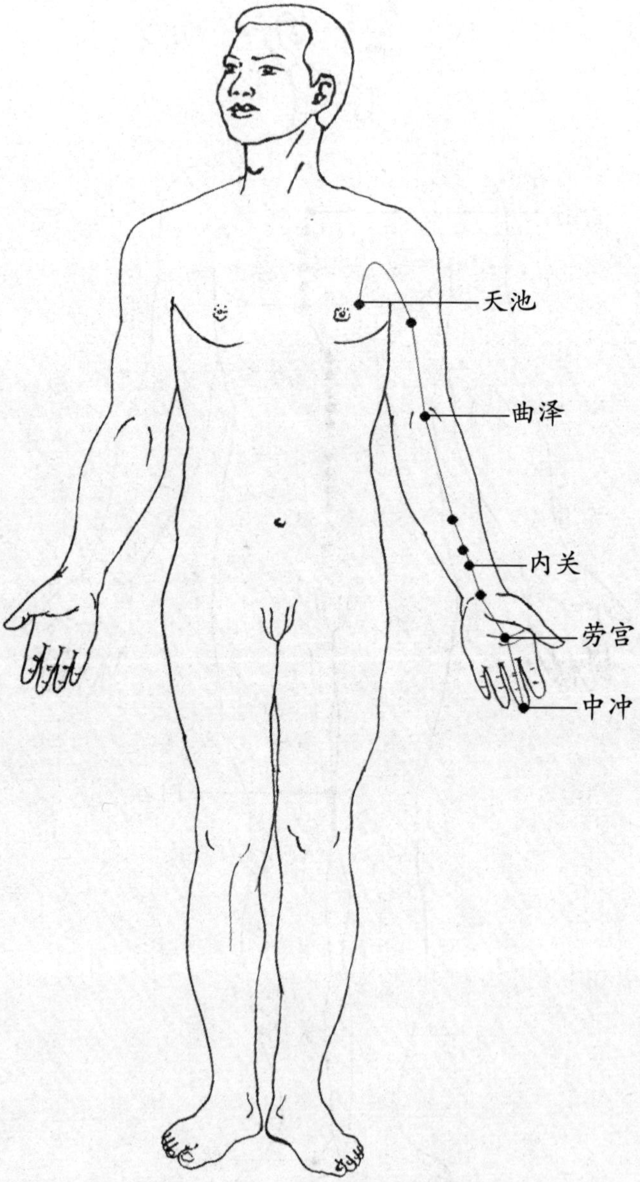

手厥阴心包经

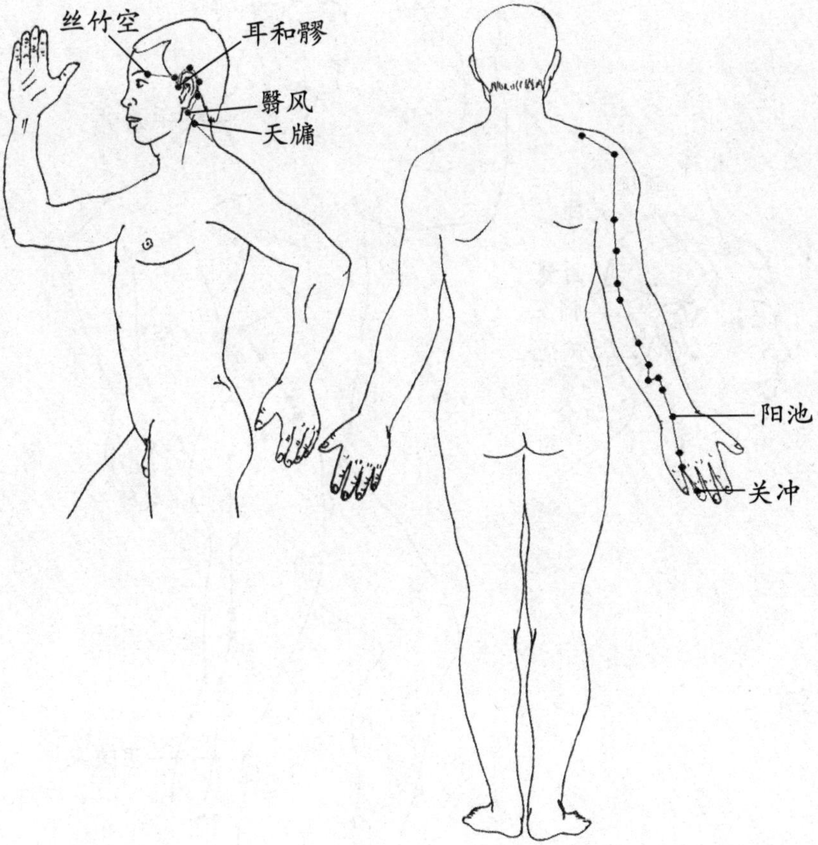

足少阳三焦经

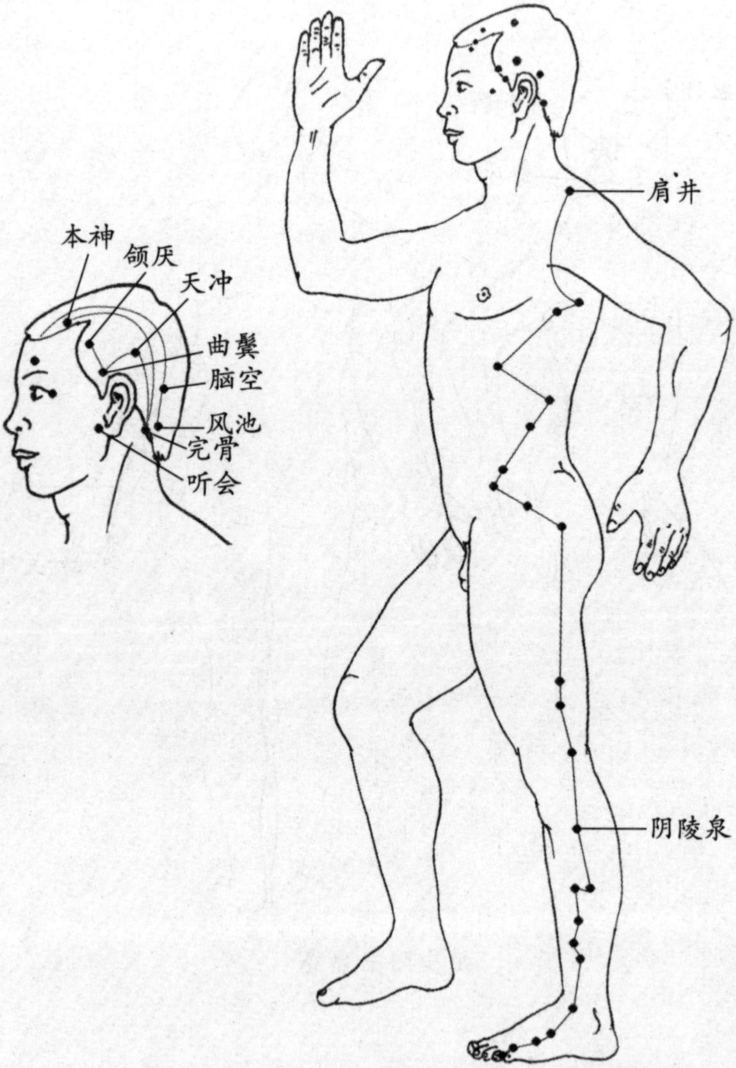

足少阳胆经

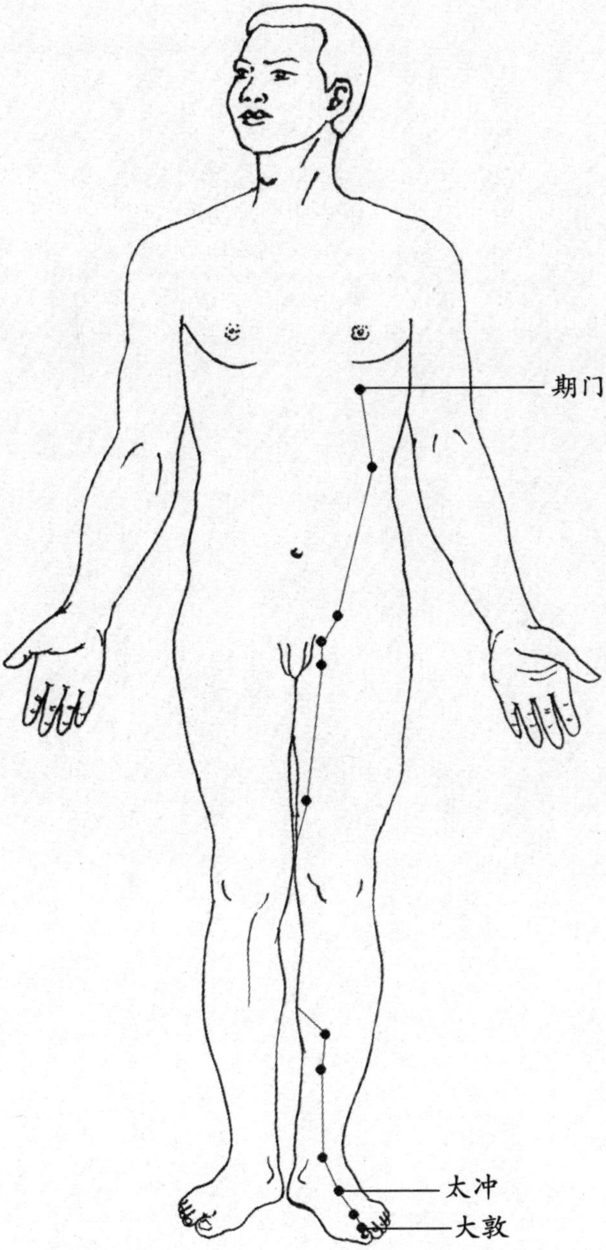

足厥阴肝经